U0347209

手术室专科护士培训用书

手术腔镜器械分类及维护保养指南

主 编 孙育红 钱蒨健 周 力

科学出版社

北 京

内 容 简 介

本书以规范手术腔镜器械分类及维护保养行为，指导手术室护士正确评估、使用、维护手术器械，减少操作过程中的安全隐患为目的，对手术腔镜器械的分类、腔镜器械维护保养常见问题、腔镜器械的检测及维护保养方法等进行了系统介绍。

本书图文并茂，实用性强。可作为手术室护士专科培训用书，也可供相关科室护理人员学习参考。

图书在版编目（CIP）数据

手术腔镜器械分类及维护保养指南 / 孙育红，钱蒨健，周力主编. —北京：科学出版社，2018.6

手术室专科护士培训用书

ISBN 978-7-03-057505-0

Ⅰ.①手⋯ Ⅱ.①孙⋯ ②钱⋯ ③周⋯ Ⅲ.①腹腔镜检—手术器械—保养—指南 Ⅳ.①R608-62

中国版本图书馆CIP数据核字（2018）第111358号

责任编辑：张利峰 / 责任校对：何艳萍
责任印制：肖 兴 / 封面设计：龙 岩

科 学 出 版 社 出版

北京东黄城根北街 16 号
邮政编码：100717
http://www.sciencep.com

北京汇瑞嘉合文化发展有限公司 印刷

科学出版社发行 各地新华书店经销

*

2018 年 6 月第 一 版 开本：720×1000 1/16
2018 年 6 月第一次印刷 印张：7 1/2
字数：131 000

定价：69.00 元

（如有印装质量问题，我社负责调换）

CONTRIBUTORS

编著者名单

主　编　孙育红　中日友好医院
　　　　　钱蒨健　上海交通大学医学院附属瑞金医院
　　　　　周　力　北京协和医院

编　委（以姓氏笔画为序）
　　　　　丁瑞芳　海军军医大学附属长海医院
　　　　　于秀荣　解放军总医院海南分院
　　　　　于晓景　《中国护理管理》杂志社
　　　　　王　菲　首都医科大学附属北京友谊医院
　　　　　王　维　上海交通大学医学院附属瑞金医院
　　　　　王　薇　首都医科大学附属北京同仁医院
　　　　　王丽波　哈尔滨医科大学附属第二医院
　　　　　王秀梅　山西医学科学院山西大医院
　　　　　王晓宁　上海交通大学医学院附属瑞金医院
　　　　　王雪晖　上海聚力康投资股份有限公司
　　　　　文红玲　青海省人民医院
　　　　　甘晓琴　陆军军医大学附属大坪医院
　　　　　代中军　河北医科大学第二医院
　　　　　吕　艳　内蒙古赤峰市医院
　　　　　乔　玫　江苏省人民医院
　　　　　任永霞　天津市眼科医院
　　　　　汤　晋　贵州医科大学附属医院
　　　　　许多朵　解放军总医院
　　　　　孙梅林　安徽医科大学第一附属医院
　　　　　李　莉　中国医科大学附属第一医院

吴秀红　中国医学科学院肿瘤医院
周学颖　吉林大学中日联谊医院
周培萱　福建医科大学附属第二医院
郑　琴　南昌大学第二附属医院
郑丽萍　广西医科大学第一附属医院
赵丽燕　西安交通大学第二附属医院
赵体玉　华中科技大学同济医学院附属同济医院
胡文娟　上海交通大学医学院附属仁济医院
贺吉群　中南大学湘雅医院
贾晔芳　兰州大学第一医院
钱文静　上海交通大学医学院附属瑞金医院
钱维明　浙江大学医学院附属第二医院
曹建萍　南昌大学第一附属医院
龚仁蓉　四川大学华西医院
赖　兰　复旦大学附属华山医院
廖桂凤　昆明医学院第一附属医院
翟永华　山东大学齐鲁医院

序

　　腔镜器械伴随着腹腔镜手术的发展经历了近116年的历史，从1901年俄罗斯彼得堡的妇科医生Ott在腹前壁所做的腹腔镜检查开始，直至今日，在很多医院的临床上已经普及。面对如此广泛的应用，一方面广大临床工作者迫切需要一本科学、全面、新颖、实用的相关书籍来指导实践和规范腔镜器械的名称、分类及维护保养行为，以便正确评估、使用、维护腔镜器械，减少操作过程中的安全隐患，最大限度地确保使用过程中患者及医护人员的安全，同时尽可能地延长使用寿命。另一方面，护理装备与材料管理相关的行业标准与技术规范较少。为更好地响应政府相关政策规定和要求，推进行业内腔镜器械的管理和规范化使用，由中国医学装备协会护理装备与材料分会手术装备与材料专业委员会精心编写的《手术腔镜器械分类及维护保养指南》应运而生，其特点如下：

　　第一，内容系统全面，具有一定的深度和广度。本指南不仅详细介绍了临床常见的腔镜器械的分类、用途，规范腔镜器械的正确拆分、清洁、消毒、灭菌、保养等操作流程，分析腔镜器械常见问题，梳理腔镜器械功能检测的相关事宜，同时也从材料学、感染控制、护理管理等多方面、多层次阐述腔镜器械的相关应用。

　　第二，实用性强，可起到规范、指导临床实践的作用。本指南在借鉴国内外相关资料的基础上，结合我国临床实际情况，分析了腔镜器械常见问题发生的原因，阐明了危害及处理方法。同时针对腔镜器械的正确拆分、清洁、消毒、灭菌、保养的常见操作列出了规范，有利于提高临床工作者的专业能力。因此，本指南适用范围广、实用性强，既是手术室护理人员系统学习的标准化用书，也是护理管理者、消毒供应中心工作者、护理教育及护理科研人员的参考用书。

　　《手术腔镜器械分类及维护保养指南》的编撰付印，凝结了中国医学装备协会护理装备与材料分会手术装备与材料专业委员会的心血、智慧及对这份事业的热爱。虽受实践经验有限、时间仓促等主、客观因素的影响，本指南肯定会存在不成熟甚至错漏之处。但我们相信，在业界同仁的关爱与支持下，随着不断地应用实践，必定会日臻完善，更好地为临床工作者答疑解惑，为临床工作保驾护航。

感谢所有手术室护理同仁的帮助及配合；感谢中国医学装备协会护理装备与材料分会手术装备与材料专业委员会的呕心沥血！同行的路上有你们，我们相信明天会越来越好！

中国医学装备协会护理装备与材料分会

手术装备与材料专业委员会

2018 年 1 月

CONTENTS

目　录

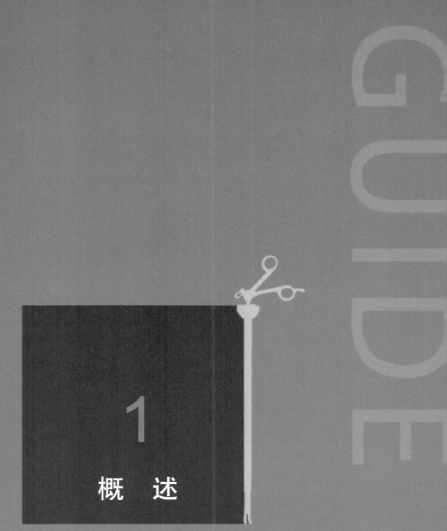

1

概　述

常言说，腹腔镜手术中摄像系统是医生的眼睛，腔镜器械是医生的手。为取得高质量的手术疗效，腔镜器械必须是灵巧、安全的手。因此，腔镜器械的性能状态，清洁、消毒、灭菌效果尤为重要，直接关乎手术质量及医患安全。不合格的腔镜器械可能会带来感染、组织损伤、手术失误等诸多风险。

正确地拆卸、安装，规范操作，预防性维护是有效避免腔镜器械不必要的耗损和故障，延长使用寿命的最佳方案。本指南将提供较完善的腔镜器械分类、用途简介、常见问题分析和处理方案、消毒灭菌建议、维护保养原则等内容。

1.1 目的

规范腔镜器械的名称、分类及维护保养行为，指导广大临床工作者正确评估、使用、维护腔镜器械，减少操作过程中的安全隐患，最大限度地确保使用过程中患者及医护人员的安全，让腔镜器械的使用寿命尽可能地延长。帮助腔镜器械维护人员充分了解腔镜器械的用途、功能、构造；正确拆卸、安装腔镜器械；规范检测腔镜器械的功能性状和清洁消毒质量；有效实现腔镜器械的预防性保养；针对问题腔镜器械进行专业处理和维护保养，保障手术安全，确保手术质量。

1.2 适用范围

本书适用于各类腹腔镜手术可重复使用的腔镜器械。可作为手术室护理人员系统学习的标准化用书，护理管理者、消毒供应中心工作者、护理教育及护理科研人员的参考用书。同时也希望为医院腔镜器械的采购工作提供指导。

2

腔镜器械的分类

手术腔镜器械的分类与开放器械不同，分法较多。

按其通电类别分为单极器械、双极器械和不通电器械（如穿刺器、持针器、钛夹钳、冲洗吸引器、特殊器械等）。单极器械是腔镜手术的常规通用器械，一般用于组织的分离和抓持，直径多为 5 或 10mm，也有更细的针式器械（直径 ≤ 3.5mm），用于小儿外科、美容切口手术、简单的手术如阑尾炎切除术和胆囊切除术等。通过单极导线与电刀主机连接，单极器械的有效电极尖端产生的高频高压电流与组织接触时对组织进行加热，实现对组织的分离和凝闭，从而起到对组织的离断和止血的目的。双极器械在腔镜手术中用于组织的电凝、抓持、分离及剪切。直径多为 5mm，常用于妇科、泌尿外科及普外科。双极器械比单极器械更安全，其工作原理是通过双极导线与电刀主机连接，当先端钳头抓住组织时形成电流回路，使组织细胞脱水而凝固，从而达到止血目的。根据各个科室的实际情况可搭配成不同的专科器械包。手术腔镜器械进入患者体内，因为受到穿刺器的限制，直径可分为 3.5、5、10、12mm。

按照其结构可分为可拆分器械及不可拆分器械。腔镜可拆分器械一般由器械手柄、绝缘套管和工作内芯三部分组成，或由器械手柄、绝缘套管、金属内固定杆及工作内芯四部分组成。其中，三拆分腔镜器械绝缘套管为热缩套管，即使用 PU（聚氨酯）材料热缩包裹在金属套管的工艺制成。四拆分腔镜器械与之不同的是，绝缘套管为单独的PEEK（聚醚醚酮）材料外套管，金属内固定杆为高品质不锈钢材料，优点在于清洁、消毒、灭菌更彻底，并能增强器械的稳定性，特别是有效避免了长时间使用造成工作内芯弯曲，破坏原厂设计、力学传导，从而延长了腔镜器械的使用寿命。以下图腔镜器械为例，该器械由四部分组成：手柄、绝缘套管、内固定杆及工作内芯。

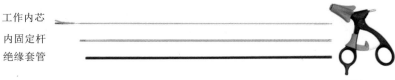

工作内芯
内固定杆
绝缘套管
手柄

不可拆分腔镜器械多见于持针器、血管临时阻断钳及特殊器械等。

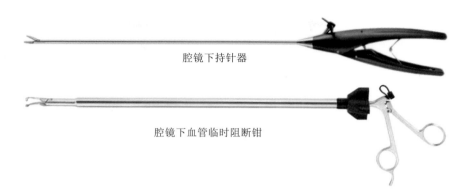

腔镜下持针器

腔镜下血管临时阻断钳

　　根据临床使用需求，腔镜器械按照功能可分为抓持类、分离类、切割类、非通用器械、持针器类、电凝类、冲洗吸引类、钛夹钳、穿刺器类、特殊器械等。

2.1 抓持类

　　腔镜手术由于受穿刺器直径的限制，在手术操作过程中不能用手来辅助，分离、抓持、翻转、牵拉等操作全部通过器械直接接触组织来完成。为了抓持不同的组织，实现不同功能的操作，手术腔镜器械的前端设计有不同的弧度和工作齿，甚至有一些仿生齿的设计，如鸭嘴钳、海豚嘴抓钳、鼠齿钳、鳄鱼齿抓钳等；根据钳口的形状命名，如波浪钳；根据其抓持的部位命名，如输卵管抓钳；根据抓持的力度命名，如强力抓钳等。腔镜下大抓钳主要用于夹持较大组织，如大网膜、肠、胃等，是腔镜手术的常见器械，对钢材的材质要求很严格，必须有非常强的抓持力。大抓钳往往需要长时间抓持组织，因此一般会选用带锁扣的手柄。大抓钳在腔镜手术中损坏率相对较高，因此建议手术室在采购过程中选择可以单独订购配件的厂家，这样能减少采购器械的成本。抓钳的选用一般没有特定的规律与要求，根据医生的个人习惯并避开一些禁忌即可。

　　2.1.1 **通用组织镊**：用于辅助拔针。

　　2.1.2 **海豚嘴抓钳**：在淋巴清扫中，用于血管、输尿管、输卵管等周围的

淋巴清扫。其设计理念来源于海豚的嘴，牙齿锋利有力，尖齿胖喉。

2.1.3 鸭嘴钳：设计灵感来源于鸭嘴，适合抓持粘连不严重的组织，如脂肪等，咬合力小，损伤小。也有镂空设计的款式。

2.1.4 鳄鱼嘴抓钳：抓持组织像被鳄鱼咬住一样，非常牢靠，不易滑脱，带锁扣的设计长时间牵拉组织时省力稳固。用于淋巴清扫。

2.1.5 波纹小抓钳：可用于少量抓持肠管等组织。

2.1.6 凹槽小抓钳：可用于胃肠外科手术。

2.1.7 波浪型强力小抓钳：工作端既有横纹齿又有可以含住组织的凹槽，能够最大限度地增加与组织的接触面积，从而使抓持更加牢靠。用于抓持小肠、大肠。

2.1.8 **强力小抓钳**：所有小抓钳中抓持力最大，上下各由 4 排齿组成，颚体较厚，能够最大限度地提供压力。缺点是相对较笨拙，用于处理直肠根部和解剖胃贲门部。

2.1.9 **粗齿无损伤抓钳**：此钳齿两两对开，齿粗且做了无损伤设计，齿端的镂空设计能够额外增加对组织的抓持力。常用于肠管的抓取，牢靠且无损伤，临床常用。

2.1.10 **镂空小抓钳**：工作端既有横纹齿又有可以含住组织的镂空，能够最大限度地增加与组织的接触面积，从而使抓持更加牢靠。用于抓持脂肪、小肠等组织。此外，此款钳子因为其镂空设计，多用于电凝止血，效果较好。

2.1.11 **无损伤小抓钳**：可用于胃肠外科手术。

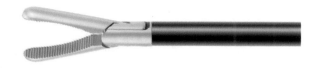

2.1.12 **精细小抓钳**：工作端非常精细，镂空设计和弧形钳面更是增加其对组织的抓持力；精细型横纹，用于非常精细的操作，如血管周围的淋巴清扫等。

2.1.13 波浪式输卵管、输尿管抓钳：用于抓持输卵管和输尿管。采用波浪式设计，工作端内侧光滑，避免对夹持的组织造成任何损伤。

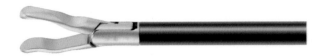

2.1.14 环抱式输卵管、输尿管抓钳：用于抓持输卵管和输尿管，采用环抱式设计，在上颚和下颚之间形成一个中空的槽，用于夹住所需夹持的组织。工作端内侧光滑。

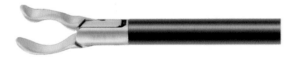

2.1.15 肠钳：最常用的一把器械，镂空设计横齿，用于抓持肠管、胃等。

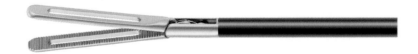

2.1.16 无损伤艾丽斯钳（ALLIS）：De Bakey 齿，无损伤。

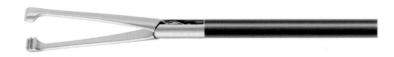

2.1.17 巴氏钳（BABCOCK）：其前端的平台为横纹齿,后颈空间大、弯度急，能很好地含住组织。用于肠和胃的抓持。

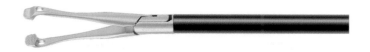

2.1.18 **大波浪钳**：钳口外缘一圈波浪齿，中空不镂空，无损伤齿形设计，能够含住组织，用于抓持较大的组织，如肠和胃等，是胃钳的一种常用推荐。

2.1.19 **经典胃抓钳**：钳口有较小的波浪齿，中空不镂空，弧形钳面设计，更容易夹住组织；最前端有横齿小平台，能够更好地夹住组织，用于胃肠的抓持。尖头设计，也可用于膜间隙的分离。

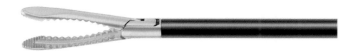

2.1.20 **弯胃钳**：横齿，双镂空，弯头的设计能够更好地抓持组织，是胃肠外科医生必不可少的器械。

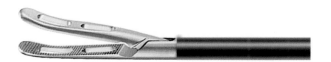

2.1.21 **无损伤抓钳**：De Bakey 齿，是绝对无损伤的大抓钳，用于抓持胃体、肠管、肝、脾、胰腺、肺叶等。不能用作拔针。

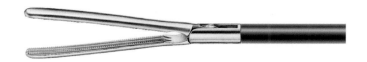

2.1.22 **单开肠钳**：用于抓取肠管，单侧动更有利于在狭小空间使用。

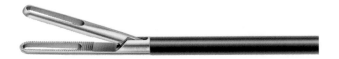

2.1.23 单开平齿大抓钳：用于抓取肠管，单侧动更节约空间。

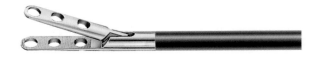

2.2 分离类

分离钳在腔镜手术中常用于组织的钝性分离，也常用于辅助缝合时拔针、辅助圆形吻合器、分离绕过血管神经布置牵引带等；最常用的是马里兰分离钳和大直角钳。

2.2.1 马里兰分离钳：在腔镜器械中最常用，用于钝性分离、辅助拔针、辅助操作。

2.2.2 绝缘马里兰分离钳：关节部位被绝缘材料包裹，通电时较一般的马里兰分离钳更安全。

2.2.3 精细马里兰分离钳：用于精细分离。

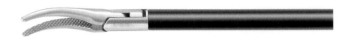

2.2.4 镂空小弯分离钳：一般用于电凝止血。因为钳口镂空，止血时凝闭两层，止血效果佳。

2.2.5 大直分离钳：原常用于分离，但现多用于辅助操作，使用的频率远不及马里兰分离钳。

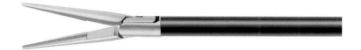

2.2.6 小直分离钳：用于分离或其他辅助操作，目前临床少用。

2.2.7 单开大直钳：单开器械的抓持力较双开器械要大，在分离一些特殊位置的血管时用于单侧方向分离。

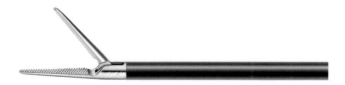

2.2.8 小直角钳：多用于血管和神经等的后方暴露。

2.2.9 长颈小直角：用于更深部位血管和神经后方的暴露。

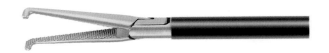

2.2.10 大直角分离钳：用于组织分离，夹持牵引线绕过特定的组织将其牵引，也常用于血管、神经后方暴露，是腔镜手术常用的器械。仰头设计，符合人体工程学，更方便。

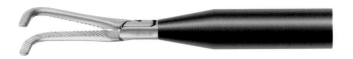

2.2.11 绝缘大直角分离钳：关节部位被绝缘材料包裹，通电时较一般的大直角钳更安全。

2.2.12 精细大直角分离钳：钳头更尖锐，常用于泌尿外科微创手术，如前列腺癌根治术。

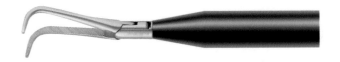

2.2.13 60°分离钳（大弯分离钳）：以 60°的角度对组织、血管进行分离。

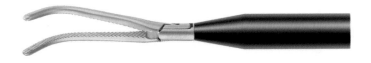

2.2.14 绝缘60°分离钳：关节部位被绝缘材料包裹，通电时较一般的

60°角分离钳更安全。

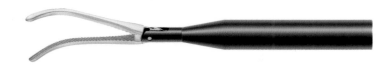

2.2.15 精细 60° 分离钳：钳头尖端尖锐，可实现对组织、血管的精细分离。

2.2.16 CRILE 分离钳：用于钝性分离，其钳口为 De Bakey 齿，无损伤，因此可对任何组织进行操作。近年来，很多外科医生都用 CRILE 分离钳来代替马里兰分离钳使用。随着膜解剖理论在中国的发展，CRILE 分离钳将有更广泛的使用空间。

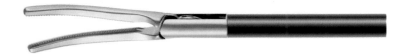

2.2.17 小双极抓钳：对组织进行抓持、分离及电凝。

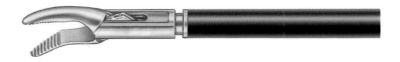

2.2.18 镂空双极抓钳：对组织进行抓持、分离及电凝。妇科常用双极器械。

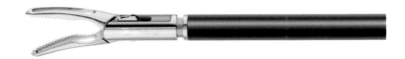

2.2.19 尖头双极小抓钳：精细抓持及分离组织，对组织进行精细电凝。

2.2.20 **双极镂空大抓钳**：对更多的组织进行抓持、分离及电凝。妇科腔镜手术中若出现突发的出血，该器械可快速实现凝血效果。

2.2.21 **双极组合器械**：该器械单手操作可实现精确分离、安全抓取、安全凝血、不通电（冷）剪切四种功能。

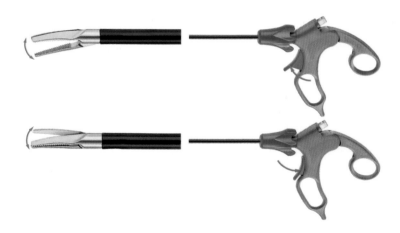

2.3 切割类

2.3.1 **单极剪刀**：用于离断组织，剪切缝线及血管牵引带等，分为梅式组织剪、勾剪（缝线剪）、血管剪、腹膜剪等，是腔镜下手术不可缺少的器械。

2.3.1.1 **梅式剪**：用于组织离断。

2.3.1.2 绝缘梅式剪：此剪工作颈部完全绝缘，在通电后不易造成侧向的热损伤，在结直肠手术、妇科手术中受到术者好评，是现代外科不可缺少的腔镜器械。

2.3.1.3 铝钛镍合金涂层梅式剪：其硬度为普通钢材的 3 倍，此剪刀做过30 万次剪切试验，锋利度不减。

2.3.1.4 勾剪（缝线剪）：在外科手术中，不是所有的剪刀都能用于剪缝线。缝线是组织剪的杀手，如果使用非线剪剪切缝线，该剪刀的寿命必定受损。而勾剪因为下方有凹槽，能够使缝线相对固定，剪切时不会像普通剪刀那样因为剪刀差造成缝线在剪刀刃口大面积摩擦，导致剪刀的钝化。勾剪下刃固定缝线，上刃剪切，使缝线很容易离断，对剪刀本身损伤很小。

2.3.1.5 精细剪刀：用在比较精细的手术，一般在甲状腺、乳腺、肝胆外科较为常用。

2.3.1.6 血管 POTTS 剪：用于腔镜下血管打孔。

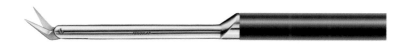

2.3.1.7 直剪（腹膜剪）：因为电外科器械的大量使用，临床使用越来越少，现多用于剪线，也被称为直剪刀。

2.3.1.8 显微解剖剪：适用于妇科生殖手术和泌尿科手术，如输卵管吻合术、输卵管切除术和输尿管吻合术。

2.3.1.9 带推结器的解剖缝合剪：一把器械同时实现缝合打结、推结、剪切的功能。

2.3.2 双极剪刀：主要功能是对组织进行切割。根据不同的操作方式，可进行切割电凝、表面电凝、点状电凝及切割前的电凝。

2.3.2.1 组织解剖剪：对组织进行电凝和切割。

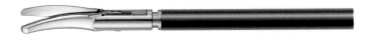

2.3.2.2 精细组织剪：对组织进行精细的电凝和切割。

2.4 非通用器械

为非常规器械，在个别科室或特殊部位操作时才会用到。

2.4.1 肠管闭合钳：用于横断肠管，避免切开后内容物流出，污染腹腔。

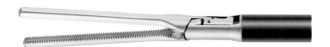

2.4.2 管腔闭合钳：用于侧侧吻合时管腔对合，防止直接用吻合器上钉时造成肠管褶皱及翻转。

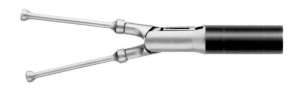

2.4.3 肺叶钳：用于夹持肺叶，是胸外科手术常备器械。

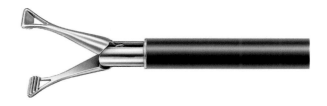

2.4.4 弯头肺叶钳：在狭小的操作空间中实现对肺叶的抓持。

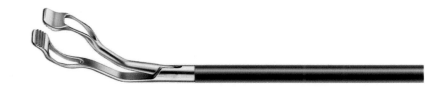

2.4.5 肺叶钳：用于夹持肺叶，是胸外科手术常备器械。工作端为无创固定点设计，固定点相互交错。

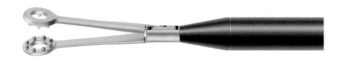

2.4.6 卵圆钳:在腔镜手术中的作用现几乎被局限于肺叶抓取,大横纹设计。

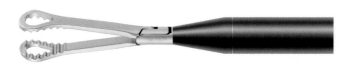

2.4.7 强力抓钳(大鼠齿钳):抓力强,多用于切除标本的取出,如胆囊取出,也广泛应用于妇科子宫肌瘤及切除子宫的抓取。

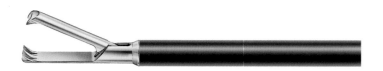

2.4.8 小鼠齿钳:虽然直径小,但是平台有横纹,可进一步增加与组织的接触面积,广泛应用于妇科子宫肌瘤及切除子宫的抓取。

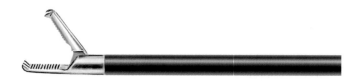

2.4.9 单爪钳(子宫肌瘤钳):用于抓取子宫肌瘤,是妇科专用器械。

2.4.10 NELSON 抓钳:工作齿非常锋利,手术中广泛应用于不保留组织的抓取,妇科相对用得较多。

2.4.11 胆囊抓钳（阑尾抓钳）：钳头有镂空设计，普外科手术中常用于抓取胆囊、阑尾。

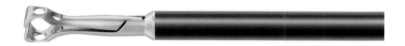

2.4.12 取石钳：用于腹腔镜胆囊取石，也可作为大活检钳。

2.4.13 带针活检钳：主要作用是可以固定活检钳内的组织，避免因为咬合外部组织不彻底，牵拉钳内组织造成组织翻转，有可能使病变外溢。

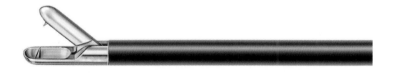

2.4.14 活检钳：快速切取组织，便于取样活检。

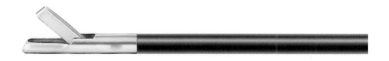

2.4.15 可拆卸子宫肌瘤螺钻：该肌瘤螺钉可以从器械上松开，而此时仍保持在肌瘤上，因而能更方便地控制肌瘤。可以通过不同的路径伸入操控器从而达到翻转肌瘤的目的，给医生提供了一个广阔的腔镜下操作空间，避免了再次

抓取肌瘤的烦琐操作，也能有效减轻子宫内膜异位症的发生。

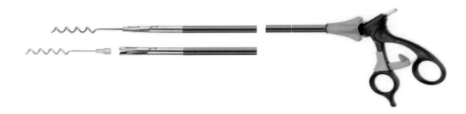

2.4.16 肾实质夹闭钳：此钳应用于肾部分切除手术中，目前肾部分切除的金标准是应用腔镜下临时血管阻断夹（即哈巴狗系列）阻断肾动、静脉，然后进行肾部分切除手术。但是此操作的局限性是手术时间受到限制，即在肾动、静脉被阻断的 45 分钟内，病变部位的处理必须结束，这样才能确保肾组织不会缺血坏死。而对于一些较为复杂的肿瘤，且患者还要求保肾的情况下，病变部位处理时间无法控制在 45 分钟内，就需要用到腔镜下肾实质夹闭钳。此器械可直接阻断肾实质，不影响保留部分肾脏的血供，因此手术不受时间限制，为术者手术争取更充分的时间。该器械工作端长 100mm。

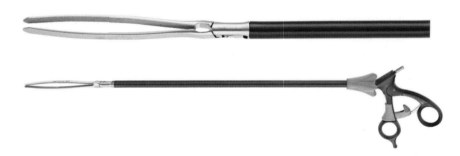

2.4.17 弯曲腔镜下器械：为满足现代外科手术的复杂性，越来越多的医生开始在手术中使用弯曲头的腔镜器械，这些器械需要通过特殊的软性穿刺器进到腹腔中。有了这些手术器械，医生在平时手术中有了更多的选择，也为医生开发新术式提供可能。

2.4.17.1 弯曲剪刀　　　　　　　　　　2.4.17.2 弯曲直剪

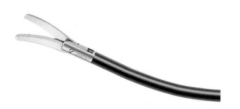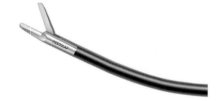

2.4.17.3 弯曲分离钳

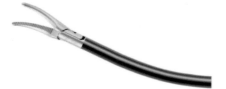

2.4.17.4 弯曲卵圆钳

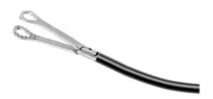

2.4.17.5 弯曲鳄鱼齿抓钳

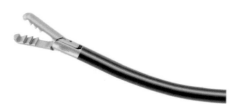

2.4.17.6 弯曲 NELSON 抓钳

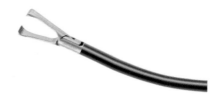

2.4.17.7 弯曲活检钳

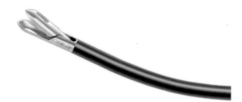

2.4.17.8 小弯血管分离钳

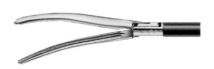

2.4.17.9 大弯血管阻断钳

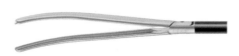

2.4.17.10 腔镜下侧壁钳

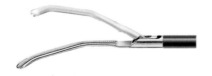

2.4.17.11 左弯肾蒂钳

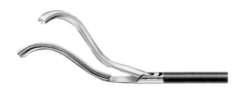

2.4.17.12 右弯肾蒂钳

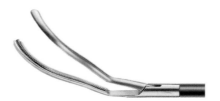

2.5 持针器类

持针器是腔镜手术中用于把持缝针、缝合组织的器械。因为操作过程中经常与缝针接触，磨损较大，所以大多数持针器工作端都镶有硬度较大的镶片。镶片一般由硬度较大的钢材制成，虽然耐磨但也易断，因此不能整把器械都选用。处理镶片与器械的连接有两种技术：一种是普通的熔合，一种是真空焊接。熔合是通过高温将两种材质熔合在一起，这样的熔合势必会破坏材质的原有特性，因此镶片的硬度就会减小。真空焊接技术是一种处理镶片的最新技术，这种技术处理的镶片能不破坏材质本身的特性，使器械和镶片完美结合。区分两种技术的方法很简单，熔合技术处理的镶片和器械之间界限不明显，能够看见很浅的波浪形熔合线，技术好的熔合线较直，但是界限同样不明显。真空焊接技术在镶片和器械之间能够看到一道笔直的镶嵌线，界限非常明显，因此在选用器械时建议选用真空焊接技术的器械。

2.5.1 经典持针器：直头设计，手柄无停点设计，一键锁定，采用圆珠笔开关原理，一按即开或即锁。

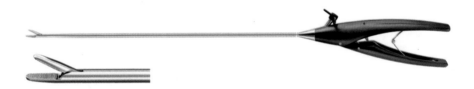

2.5.2 左弯持针器：最常用的持针器，右手握持。

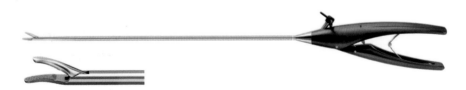

2.5.3 右弯持针器：适合左手握持。

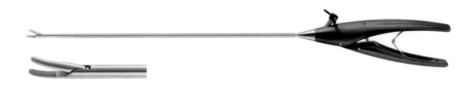

2.5.4 可自动复位持针器：无论缝针处于何种角度，自动复位功能在锁定时自动将针头归为 90°，适用于初学者。

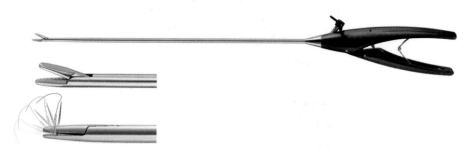

2.5.5 辅助持针器：用于辅助缝合，配合其他持针器使用。在妇产科微创手术中也可以用于切除子宫的抓取。

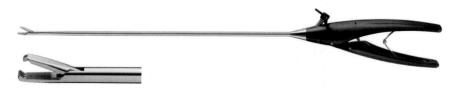

2.5.6 强力持针器：直径 10mm，抓持更有力量。

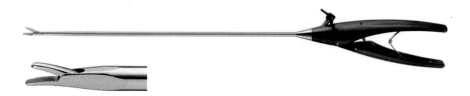

2.5.7 钉帽抓持钳：用于结直肠手术中抓取吻合器的抵钉座，抓取力及角度非常好，可帮助术者更安全地操作，同时也节约了手术时间。

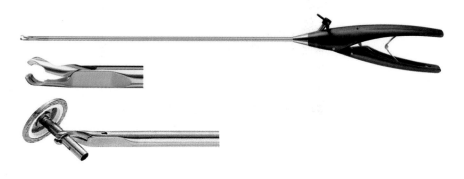

2.6 电凝类

用于腔镜下分离和止血。很多厂家的电凝钩为一体设计。有的电凝钩头为可拆卸设计，优点在于更换成本更低，消毒灭菌更彻底。

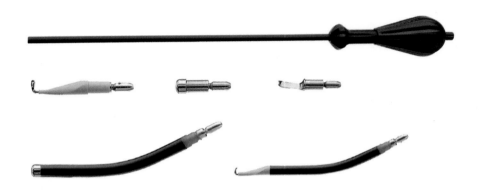

2.7 冲洗吸引类

腔镜手术中配合冲洗吸引泵进行冲洗吸引。

2.8 钛夹钳

腔镜手术中常用于夹闭血管或其他管道的操作。

2.8.1 单发钛夹钳：配合单发钛夹使用，实现术中血管、其他管道的闭合。钛夹的设计从材料学角度说，最好是纯钛制作，纯钛的组织相容性好，柔韧性佳，不易折断；闭合后无回弹张力，增加结扎安全性。同时钛夹在闭合时采用头端先闭合机制，从而避免闭合过程中组织滑脱或移位，使结扎过程更安全、可控。钛夹横截面需要三角形设计，闭合后截面呈正方形，有效避免了闭合后对周边组织的损伤。钛夹内表面需要钻石截面的设计，使闭合更牢固，同时减少局部压强，避免组织误损伤。钛夹钳最好是扁平头端设计，确保术中视野好。

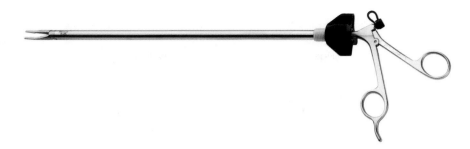

2.8.2 **连发钛夹钳**：更经济、高效、安全的结扎器械，一次性使用的连发钛夹钉仓与可重复使用的连发钛夹钳的组合使结扎成本大为降低。按照钛夹钳的不同直径配套使用有中大号和中小号钛夹。钛夹钳可拆分开进行清洁、消毒、灭菌。

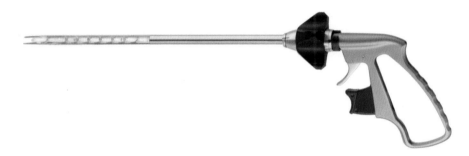

2.8.3 **气动连发钛夹钳**：采用创新技术配备气动式钛夹装载，在可重复使用钛夹钳、一次性使用连发钛夹钉仓的基础上增加了 CO_2 小钢瓶给予施夹的动力，使操作更简单易用。

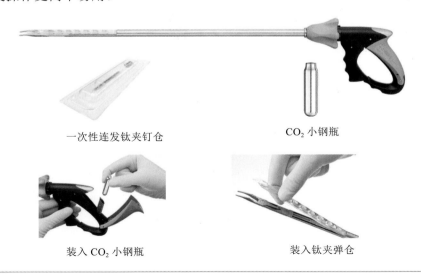

一次性连发钛夹钉仓　　　　　　　　CO_2 小钢瓶

装入 CO_2 小钢瓶　　　　　　　　装入钛夹弹仓

2.9 穿刺器类

用于腔镜手术中穿刺腹壁，提供腔镜、腔镜手术器械、CO_2 气体、一次性吻合器等通过的通道。穿刺器常见直径为 3.5、5、10、12.5、13mm 等不同规格。

2.9.1 可重复使用穿刺器：不同颜色代表不同直径，腔镜手术中可起到提醒作用。

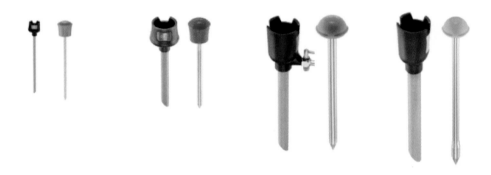

2.9.2 软性穿刺器：一般用于弯曲器械，胸外科也常用。

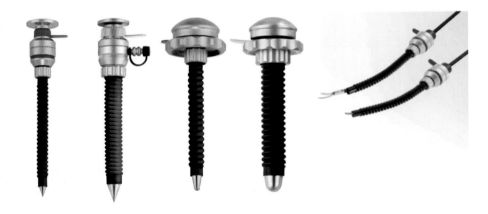

2.9.3 球囊穿刺器：用于腹腔镜手术腹膜外空间建立，尤其适用于腹膜外疝气修补手术和经皮入路的肾部分切除术。

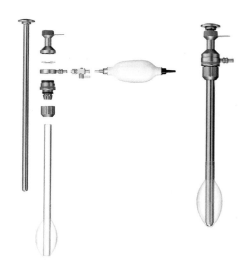

以 TEP 技术（全腹膜外疝气修补术）内镜下疝修补术为例，操作步骤如下：

第一步：可视下进行腹膜前间隙扩张，有利于节省分离时间

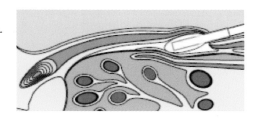

第二步：扩张球囊，分离腹膜与腹壁

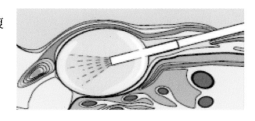

第三步：球囊排气，退出球囊穿刺器，更换 10mm 带注气阀的穿刺器，同时注入 CO_2 维持操作空间，进行手术操作

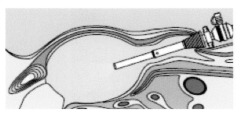

2.9.4 无损伤穿刺器：用于曾行过腹腔镜手术的二次手术，可能存在组织和腹膜、胸膜粘连，经胸乳入路内镜甲状腺切除等。

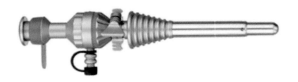

2.9.5 气腹针：腔镜手术时提供 CO_2 气体进入的通道。

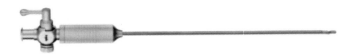

<h2>2.10 特殊器械</h2>

用于腔镜手术中某些特定部位或进行某些特殊操作的腔镜器械。

2.10.1 镜下单钩：用于牵开精细组织的器械，末端可调节角度为 30°，45°，75°，90°。

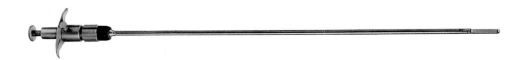

2.10.2 前列腺牵开器：腔镜下前列腺癌根治术时牵开前列腺，充分暴露手术空间，便于操作。

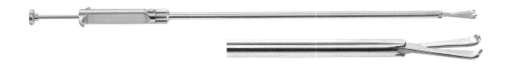

2.10.3 扇形牵开器：用于拨移固定器官、组织，如肝、肺。通过单手操作能够方便地撑开或释放所维持位置的机械装置。

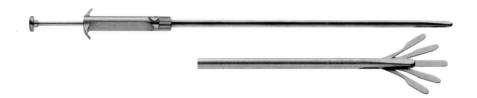

2.10.4 胆囊穿刺针：术中进行穿刺用。

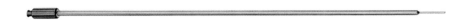

2.10.5 探棒：又名探查测量器，带有刻度，可进行探查及测量。

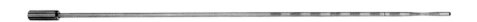

2.10.6 穿刺口扩张器：又名胆囊取出器，腹腔镜下胆囊摘除术中用于扩大腹部切口辅助取出胆囊。用于 10mm 穿刺套管。

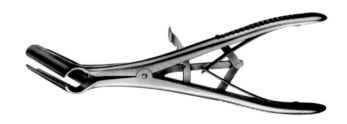

2.10.7 胆道造影钳：腔镜手术中配合胆道造影时使用。

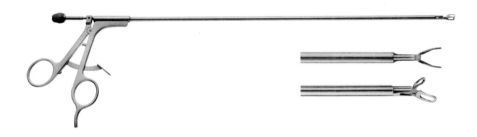

2.10.8 腹壁缝合器：又名筋膜缝合器，用于缝合穿刺套管处的皮下层，防止由于使用超过 10mm 直径穿刺套管而在术后产生切口疝的风险。

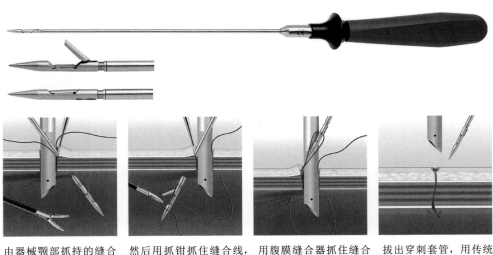

由器械颚部抓持的缝合
线将在内窥镜监视下穿
刺，通过全部皮下组织
层进入腹腔

然后用抓钳抓住缝合线，
在第一次穿刺点的切口对
侧面，使用同样的方法导
入该器械进入气腹

用腹膜缝合器抓住缝合
线并拉出通过所有组织
层

拔出穿刺套管，用传统
打结技术打紧缝合线并
使切口闭合

2.10.9 推结器：腔镜手术缝合打结时，用于体外打结，再推入体内。

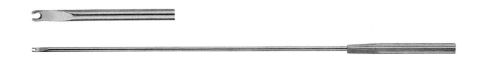

2.10.10 缝线钩：用于在体内连续缝合时，通过推拉而收紧缝线，如动脉或胃肠吻合。

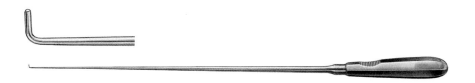

2.10.11 内窥镜切开刀：手术刀柄可安装不同种类刀片，且刀片可收缩，如胆囊切开取石。

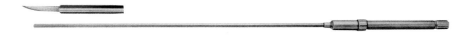

2.10.12 子宫肌瘤钻：妇产科子宫肌瘤手术中采用。

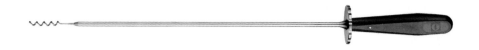

2.10.13 临时性血管阻断钳系列：又名哈巴狗系列。多用于腔镜手术中必要的临时性血管阻断、胃肠吻合口测漏或结直肠临时阻断，如肾部分切除术时对肾蒂进行临时阻断、肾囊肿手术时闭合肾血管、胃旁路手术中测试胃上部和小肠的吻合情况（胃空肠吻合术）、肝门临时阻断、术中大血管损伤吻合时阻断大血管等。泌尿外科、普外科常用。优点在于创伤小，每个阻断夹上都有固定的闭合力标识，使用时不占用穿刺套管通道，即施夹、取夹后立即撤离。

2.10.13.1 哈巴狗施夹、取夹钳：该腔镜器械可对哈巴狗夹进行施夹及取夹。操作过程中，需要将钳子前端的突起与哈巴狗夹的凹槽对齐进行施夹或取夹，夹子可按照手术需要调整，设置不同角度。

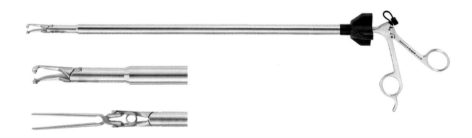

2.10.13.2 哈巴狗取夹钳：该腔镜器械可对哈巴狗夹进行取夹。操作过程中，将哈巴狗夹滑入钳子前端即可实施取夹操作。夹子呈固定角度。

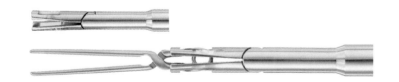

2.10.13.3 哈巴狗静脉夹：尾端金色标识均为静脉夹，按照形状可分为直型和弯型，长度分为 25，45mm，且每个夹子上标有对应的闭合力牛顿值，不同闭合力由夹子的长度决定。

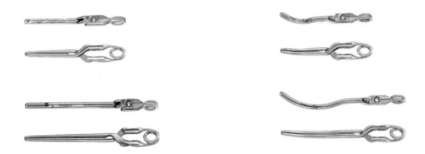

2.10.13.4 哈巴狗动脉夹：尾端银色标识均为动脉夹，按照形状可分为直型和弯型，长度分为 25，45mm，且每个夹子上标有对应的闭合力牛顿值，不同闭合力由夹子的长度决定。动脉夹的闭合力均大于静脉夹的闭合力。

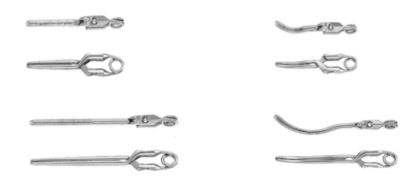

2.10.13.5 哈巴狗肠夹：长度为 70mm，直型。

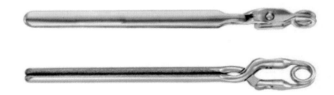

3

腔镜器械维护
保养常见问题

3.1 表面变化及腐蚀

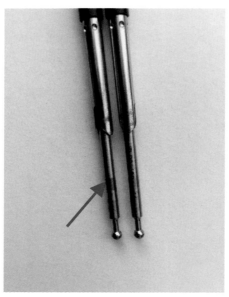

钳芯表面变化

因为腔镜器械结构相对复杂，使用寿命相对较短，一般不会发生硅酸盐变色等现象。若发生此类情况，处理方法请遵照本书开放手术器械维护保养常见问题中手术器械的表面变化和腐蚀两部分相关内容处理。

3.2 工作端耳部断裂

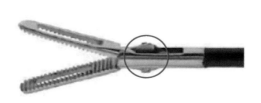

常见工作端根部耳状凸起

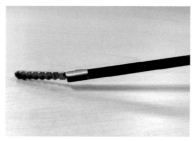

工作端断裂

原因：腔镜器械的工作端在耳部断裂是因为工作端的根部有耳状凸起，术者在腔镜器械出入穿刺器时经常不握紧手柄，使腔镜器械的工作端成展开状，这样突出的工作耳部难免会与穿刺器口撞击，长此以往，腔镜器械的耳部就会断裂。因此，在腔镜器械使用初期，尽可能提醒术者养成握紧手柄、闭合器械头端再进出穿刺器的习惯，或者尽可能选择没有突出耳部的腔镜器械。

　　处理方法：这种断裂一般无法在损坏部位直接进行修理。大部分厂家的处理方案是：提供单独订购的配件。建议使用者选择单独订购配件组装成新的器械，以降低采购成本。还可以把损坏的腔镜器械单独保存起来，待再有类似腔镜器械其他部位损坏时，考虑相互搭配，组装使用。

　　危害：工作端耳部凸起断裂的部分容易掉到腹腔内，增加手术污染和出血的风险。更为严重的是，如果脱落部分在腹腔内不能及时找到，还会导致微创手术转为开腹手术。

3.3 关节部位螺丝的脱落与缺失

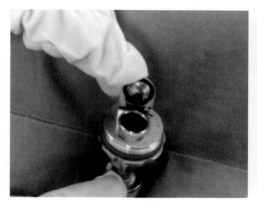

穿刺器原来状态

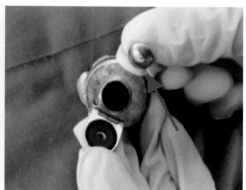

穿刺器帽上螺丝脱落

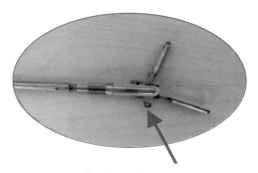

钳口关节部位螺丝缺失

原因：使用频率高、使用时间长可直接导致器械的使用性能受限。同时拆卸不规范也会发生此类情况。

处理方法：请将器械返回厂家，购买配件进行修复或做报废处理。

危害：术中会增加不良事件的发生率，严重影响患者及术者的手术安全。

3.4 工作杆与金属固定杆形变

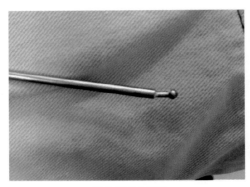

工作杆弯曲变形

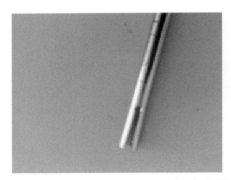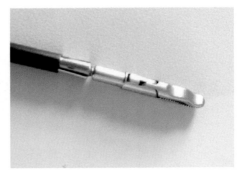

金属杆变形导致外套管无法安装

原因：腔镜器械在拆卸过程中没有严格按照正确的拆分步骤，即未妥善拆开绝缘套管便暴力拆卸工作杆及金属杆；或腔镜器械在转运过程中未能充分固定，拆分开的腔镜器械工作杆或金属杆滑脱至载物篮孔隙间，造成暴力挤压变形。

处理方法：请将受损的腔镜器械返回厂家，由厂家工程师进行充分评估后再行处理。

危害：腔镜器械变形直接影响其使用寿命，同时使腔镜器械的工作能力，如抓持力、分离力等受到严重影响。

3.5 绝缘套管破裂或断裂

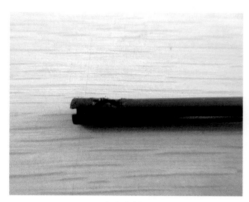

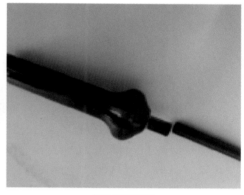

绝缘套管破裂   绝缘套管断裂

原因：腔镜器械在安装、拆卸、清洗、消毒、灭菌的过程中，受到暴力挤压、弯折，或拆卸工作杆时在没有完全拆卸的情况下猛力拔出，从而造成损坏或折断。

处理方法：更换。

危害：绝缘套管一旦破裂或者断裂，直接影响腔镜器械的绝缘性，严重危害患者及术者的手术安全。

3.6 腔镜器械无法拆卸

3.6.1 清洗不规范造成的无法拆卸

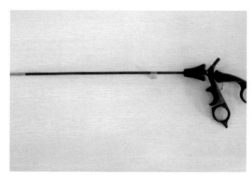

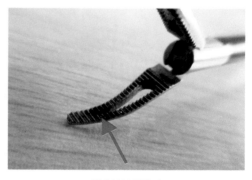

清洗不规范造成的无法拆卸   钳头清洁不彻底

原因：根据《医院消毒供应中心》WS 310.2—2016 第 2 部分（清洗消毒及灭菌技术操作规范）相关规定，腔镜器械的清洗、消毒、灭菌必须拆分成最小单位。但现实的情况是，仍然有相当一部分医院在清洗、消毒、灭菌的过程中，未对腔镜器械进行彻底的拆分，从而导致各部件无法充分干燥，工作内芯、金属固定杆、绝缘套管之间有大量有机物残留，使腔镜器械粘合在一起，不能正常拆卸。

处理方法：用酶洗液充分浸泡 20 ～ 30 分钟，活动各关节，使其分离。再进一步将分开的腔镜器械各部件放入酶洗液中进行再次浸泡，彻底进行清洗、消毒、维护、保养、包装、灭菌的步骤。如果浸泡后仍然不能使其分离，请交由厂家做专业处理。

危害：有机物的残留会影响灭菌的效果，增加交叉感染的机会，给手术带来风险。此外，有机物残留不仅会影响腔镜器械的清洗效果，也会缩短腔镜器械的使用寿命。

3.6.2 安装不规范造成的无法拆卸

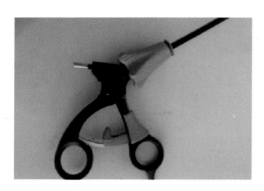
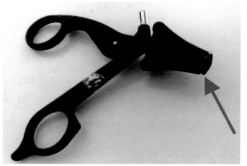

手柄未按照安装流程，强行锁定导致无法拆卸　　暴力拆卸后，手柄无法正常进行安装（红色环无法复位）

原因：安装腔镜器械时，工作杆并未完全插进手柄即强行锁定手柄，造成与手柄接触的工作杆球形头弯曲，将腔镜器械工作杆与手柄锁死。另外一种常见情况是，把不同厂家的器械强行组装在一起，导致整把器械不能进行拆分。

处理方法：交给厂家处理。

危害：一旦发生变形，腔镜器械的工作能力，如抓持力、分离力等将受到严重影响。即便是厂家通过技术方法进行还原修复，该腔镜器械的使用寿命也会缩短。

3.6.3 带锁手柄安全锁损坏造成的无法拆卸

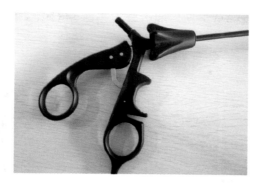

带锁手柄安全锁损坏造成的无法拆卸

　　原因：手柄安全锁因为磨损，或者在使用过程中用力不均衡造成的紧急制动或损坏，导致腔镜器械无法正常拆卸。

　　处理方法：可直接交由厂家进行处理。或参照各厂家的相关说明，永久性解除手柄安全锁扣系统，将安全锁手柄彻底变为无锁扣功能手柄。

　　危害：带锁手柄损坏造成的腔镜器械无法拆卸若发生在手术过程当中，必定给手术造成极大的麻烦。另外，一旦永久性解除安全锁，安全锁将不能再恢复，当碰到需要较长时间牵拉组织的手术时，术者只能进行手动牵拉，势必增加手术疲劳度。

3.6.4 手柄断裂、炸裂及部分缺损

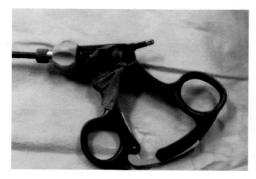

手柄断裂

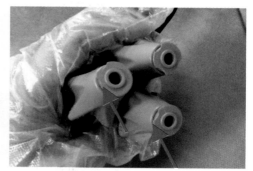

手柄高温、高压灭菌后，因未自然冷却至室温，遇冷造成的炸裂及部分缺损

　　原因：手术医生对器械操作不熟练，用力不均衡，造成手柄断裂。若是长时间使用造成的磨损，一般属于正常磨损。也偶有特殊情况，比如高温、高压

灭菌后,腔镜器械未完全自然冷却,遇冷导致非正常的热胀冷缩,手柄发生炸裂及部分缺损。

处理方法:更换器械手柄。或将未损坏部分妥善保管,便于在其他腔镜器械不同部位损坏时重新组装后使用,从而节约成本。与此同时,需要再次强调消毒、灭菌的规范操作。

危害:一般属于正常损耗,更换即可。

3.7 导线插口接触不良

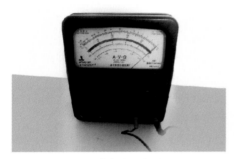 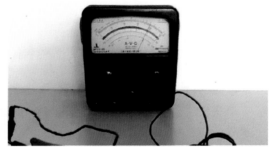

正常单极电阻为零　　　　　　　　　　　　单极接触不良,电阻不为零

原因:正常使用磨损导致的导线接口与导线接触不良。医院一般在处理类似问题时经常采取主动弯曲导线接口的方式改善接触不良的问题。经常做类似的操作,治标不治本,长此以往接触不良的问题反而会越来越严重。

处理方法:更换手柄,或者手柄不再连接导线使用。若是导线的问题,请立即更换导线。

危害:影响腔镜器械绝缘性,给手术带来安全隐患。

3.8 陶瓷涂层和陶瓷绝缘层脱落

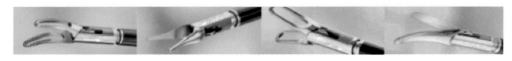

正常陶瓷涂层、陶瓷绝缘层

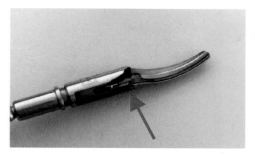
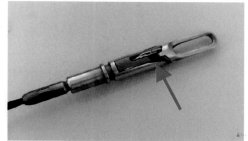

陶瓷绝缘层缺失 1 陶瓷绝缘层缺失 2

原因：陶瓷涂层或陶瓷绝缘层本身与金属接触部位的结构相对脆弱，在受到外力挤压、强力冲击、撞击等会导致陶瓷涂层脱落；或因采用超声清洗的方法对有陶瓷涂层或陶瓷绝缘层的器械进行清洗，可直接导致陶瓷涂层或陶瓷绝缘层脱落，从而造成腔镜器械的损坏。

处理方法：报废处理。

危害：陶瓷涂层或陶瓷绝缘层脱落会直接影响到腔镜器械的绝缘性，导致使用过程中腔镜器械短路，灼伤患者，严重时可能发生未脱落陶瓷部分崩裂，刺伤组织。

3.9 穿刺器漏气

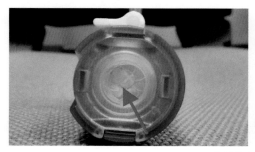
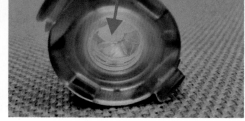

穿刺器密封帽缺损

原因：最常见的是硅胶垫圈丢失或损坏、破损裂缝、不匹配等。另一些厂家的硅胶垫圈设计是单向的，反方向安装也是漏气的一个常见原因。

处理方法：更换垫圈，更换密封帽，变更垫圈的安装方向。

危害：穿刺器漏气会导致腔内压力不足，影响手术观察及操作；增大镜头起雾的发生概率；增大气腹机向腹腔供气的流量，增加手术成本。

3.10 腔镜器械暴力受损

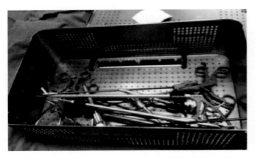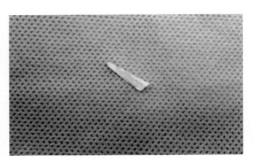

因装载方式不当，导致剪刀前端折断

原因：最常见原因有装载不当，其中包括不规范的装载，过多器械的挤压，过重的装载篮叠放等。同时暴力的转运、清洗等也会造成此类情况的发生。

处理方式：请将器械返回厂家，购买配件进行修复或做报废处理。

危害：增加科室成本，影响正常的手术使用需要。

3.11 腔镜器械直接报废

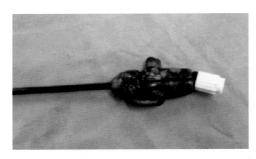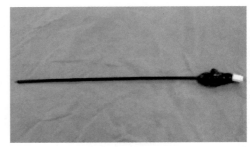

本应低温等离子灭菌的腔镜器械被高温、高压灭菌处理后直接报废

原因：最常见的原因是灭菌方式未按照厂家推荐，错误选择灭菌方式，直接导致腔镜器械报废。

处理方式：直接报废。

危害：增加科室成本，影响正常的手术使用需要。

特别建议：为避免此类情况再次发生，临床需要认真阅读相应的产品说明书，同时厂家也需要给予临床专业的消毒灭菌、维护保养的推荐意见。

4

腔镜器械的拆卸、
安装、清洗、消毒、
保养、包装与灭菌

4.1 腔镜器械的拆卸、安装

4.1.1 单极腔镜器械

4.1.1.1 单极腔镜器械的拆卸

单极腔镜器械的拆卸请严格按照厂家说明书来完成。

如图所示步骤，将单极腔镜器械拆卸到以下的最小结构单位：

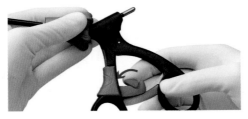

①按倒手柄上的红色锁定开关按钮，使手柄的指环均处于自由活动状态

注意：无锁定开关手柄无须此操作

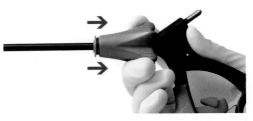

②按照图示的方式用右手握住手柄，以免拆卸困难；用右手的示指和中指将灰色方向调节旋钮向后拉，直到看见红色提示环出现，同时听到"咔嗒"一声，杆身和手柄分离

重要提示：不要握住可活动的手柄部件

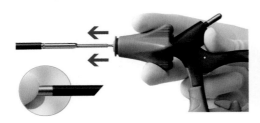

③左手捏住钳口，将杆身取出

注意：养成关闭工作端颚部操作的习惯

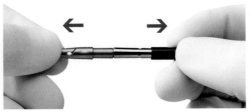

④将黑色 PEEK（聚醚醚酮）绝缘外鞘管取下

⑤将金属内鞘管取下，完成标准四件套的拆卸

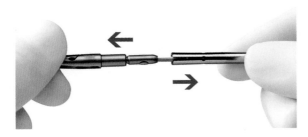

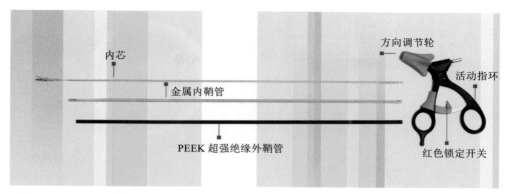

⑥如图所示，拆分到最小结构单位，将所有部件充分清洗，确保没有血液或组织碎屑残留

4.1.1.2 单极腔镜器械的安装

单极腔镜器械的安装请严格按照厂家说明书来完成。

如图所示步骤，将单极腔镜器械安装完成后，转动手柄上的棘轮，确保器械能够正常使用后，再进行下一步操作：

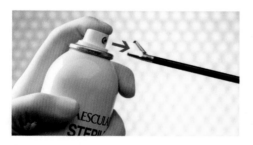
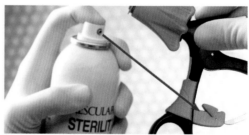

①为腔镜器械所有部件：钳口、手柄活动部分和关节连接部位喷涂器械专用保养油

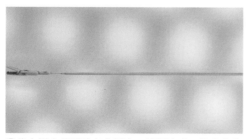
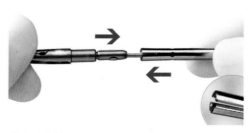

②将金属内芯平放在台面上，轻轻滚动，检查内芯是否有弯折，同时仔细检查钳口有无损坏或变形，有无偏斜

③上油并检查无异常后，将金属内鞘管套在内芯上，请注意将内鞘管头端的十字开口与内芯头端的小突起对准后嵌合

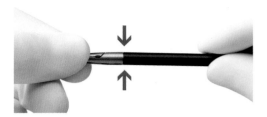

④将 PEEK（聚醚醚酮）绝缘外鞘管套在金属内鞘管上

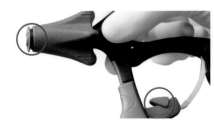

⑤手柄上油后，将手柄上的红色锁定开关按倒，使手柄的活动指环处于自由活动的状态
注意：无锁定开关手柄无须此按倒操作

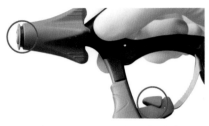

⑥将手柄上的灰色方向调节轮向后拉，直到看见红色提示环

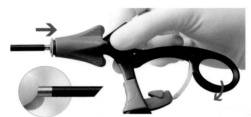

⑦请确保在看见红色提示环出现的状态下完成本步骤，左手捏住器械头端，将杆身插入手柄，听到"咔嗒"一声，灰色方向调节旋钮自动弹回，同时红色提示环消失，提示器械安装完成。如果方向调节旋钮没有自动弹回，或者杆身插入时感觉阻力较大，切不可用暴力插入，请取出杆身，重复本步骤，并且在插入杆身同时轻轻旋转杆身，器械可以自行对位完成安装
重要提示：不要抓住可活动的手柄部件

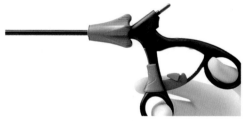

⑧活动手柄的指环部位，同时观察钳口运动是否正常，用示指旋转星状方向调节轮，同时观察器械是否工作正常

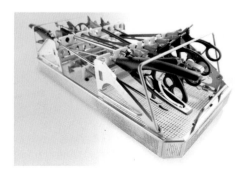

⑨将器械打包运输，进行下一步操作，建议使用腔镜器械专用装载篮

4.1.2 双极腔镜器械
4.1.2.1 双极腔镜器械的拆卸
双极腔镜器械的拆卸请严格按照厂家说明书来完成。

如图所示步骤，将双极腔镜器械拆卸到以下的最小结构单位：

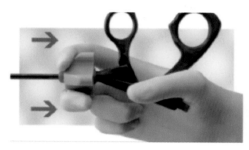

①将头端保护帽套在器械钳口，然后将手柄倒转，指环部分向上，照图示的方式握持手柄，随即将星状方向调节轮向后拉

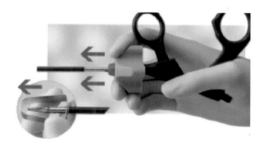

②听到"咔嗒"一声，说明杆身与手柄分离，此时左手捏住器械钳口的头端保护帽，将杆身拉出

注意：此时不要握住手柄上活动的指环部分

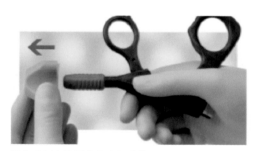

③将手柄上的星状方向调节轮取下

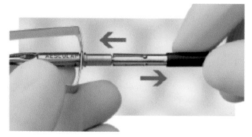

④左手捏住器械钳口的头端保护帽，右手将黑色PEEK（聚醚醚酮）绝缘外鞘管拆下

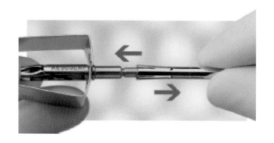

⑤左手捏住器械钳口的头端保护部，右手将金属内鞘管拆下

注意：不能使用超声清洗，以免损坏器械；清洗中请务必注意保护钳口，避免暴力或碰撞损坏

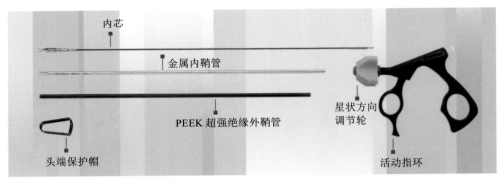

内芯

金属内鞘管

PEEK 超强绝缘外鞘管

星状方向
调节轮

头端保护帽

活动指环

⑥按照上图所示，将器械所有部件充分清洗，请确保没有血液或组织碎屑残留，在清洗钳口时可以将钳口保护帽拆下

4.1.2.2 双极腔镜器械的保养及安装

双极腔镜器械的安装请严格按照厂家说明书来完成。

如图所示步骤，将双极腔镜器械安装完成后，转动手柄上的棘轮，确保器械能够正常使用后，再进行下一步操作：

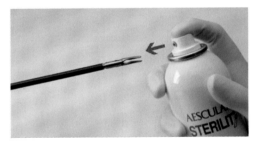

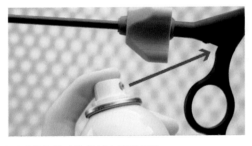

①为双极腔镜器械所有部件：钳口、手柄活动部分和关节连接部位喷涂器械专用保养油

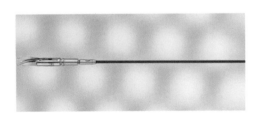

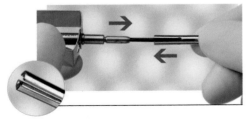

②将内芯平放在台面上，轻轻滚动，检查内芯是否有弯折，同时仔细检查钳口蓝色陶瓷部分有无损坏或变形，钳口有无偏斜

③上油且检查无异常后，将器械头端保护帽安装在内芯上，然后将金属内鞘管套在内芯上，请注意将内鞘管头端的十字开口与内芯头端的小突起对准后嵌合

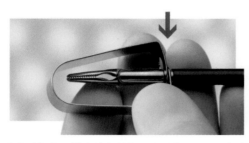

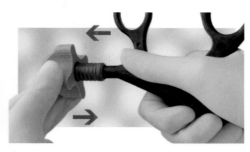

④左手捏住器械头端保护帽，右手将 PEEK（聚醚醚酮）绝缘外鞘管套在金属内鞘管上

⑤手柄上油之后，将星状方向调节轮安装到手柄上，然后将手柄倒转，使指环向上如图所示的方式握持，将活动指环前推到底复位

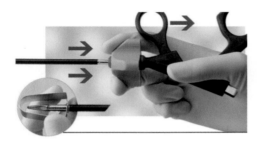

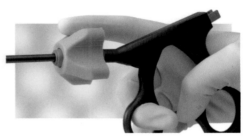

⑥用右手的示指与中指将星状方向调节轮向后拉，左手捏住器械头端的钳口保护帽，将杆身插入手柄，右手放松星状调节轮，调节轮自动弹回，同时听到"咔嗒"一声，提示安装到位。如果调节轮未能自动弹回，或者杆身插入过程中感觉阻力较大，不可用暴力继续插入。请重复本步骤，并且在插入杆身的过程中轻轻旋转杆身，器械可以自行对位完成安装

⑦活动手柄的指环部位，同时观察钳口运动是否正常；用示指旋转星状方向调节轮，同时观察器械是否能正常工作

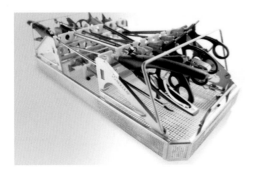

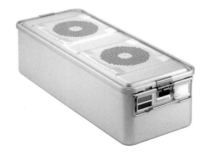

⑧将器械打包运输，进行下一步操作，建议使用腔镜器械专用装载篮

4.1.3 小儿、微型腔镜器械

4.1.3.1 小儿、微型腔镜器械的拆卸

小儿、微型腔镜器械的拆卸请严格按照厂家说明书来完成。

如图所示步骤，将小儿、微型腔镜器械拆卸到以下的最小结构单位：

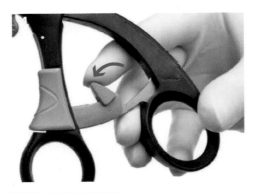

①按倒红色锁定开关按钮
注意：无锁定开关手柄无须此操作

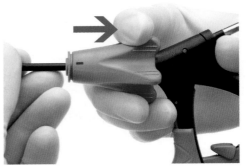

②将红色调节轮向后拉并使手柄可移动部件向下移动

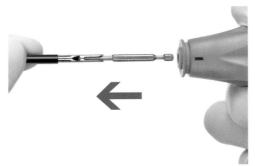

③将杆身取出

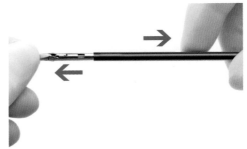

④握持杆身尖端将黑色外鞘管取下

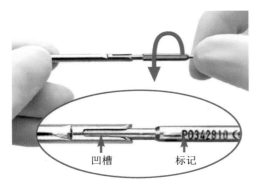

⑤逆时针旋转推进内管90°直至标记与内芯的凹槽成一直线

凹槽　标记

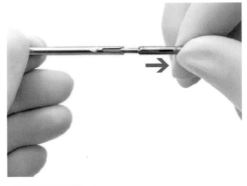

⑥取下推进内管

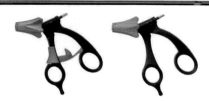

⑦ 拆分到最小结构单位

4.1.3.2 小儿、微型腔镜器械的安装

小儿、微型腔镜器械的安装请严格按照厂家说明书来完成。

如图所示步骤，将小儿、微型腔镜器械安装完成后，转动手柄上的棘轮，确保器械能够正常使用后，再进行下一步操作：

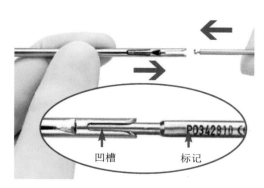

①滑动推进内管使其尽可能多地加入内芯，确保推进杆标记与内芯的凹槽成一条直线

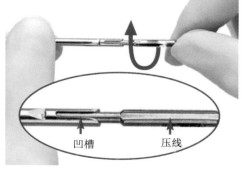

②顺时针旋转推进内管 90°直至其锁定就位。此时压线与内芯的凹槽成一直线

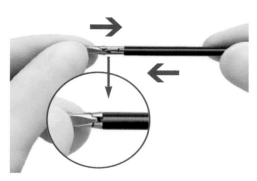

③尽可能滑动 PEEK（聚醚醚酮）绝缘外套管使其在钳口插入上移动

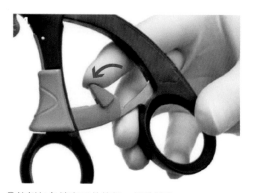

④按倒红色锁定开关按钮，解除锁定

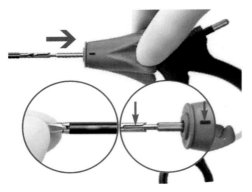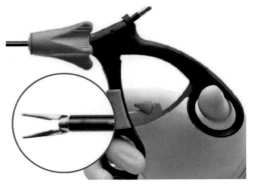

⑤紧紧握持器械杆身尖端和手柄的红色调节轮。将杆身滑动加入手柄直至其锁定就位，确保压杆凹槽与红色调节轮的标识成一直线

重要提示：请勿触及手柄的可移动部分

⑥对组装完成的器械进行测试，方法为张开和闭合手柄时观察钳口是否随之张开和闭合

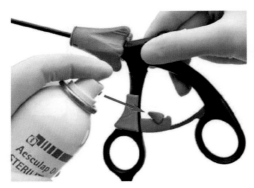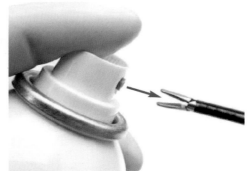

⑦每次清洁周期使用专用器械保养油对特定部位（钳口和红色拨动开关）进行润滑

4.1.4 腔镜下钛夹钳系列

4.1.4.1 腔镜下钛夹钳的拆卸

腔镜下钛夹钳的拆卸请严格按照厂家说明书来完成。

以腔镜下可重复使用连发钛夹钳为例，如图所示步骤，将其拆卸到以下的最小结构单位：

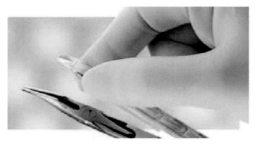

①按下手柄上的黑色关闭杆，关闭钳口，同时捏住钉仓的头端上抬，取下一次性钉仓并丢弃

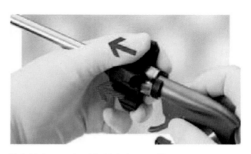

②向前取下黑色星状的方向调节轮

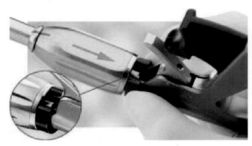

③将手柄上的黑色安全锁定环旋转，直到安全锁定环的缺口对准手柄上的白色上膛推杆

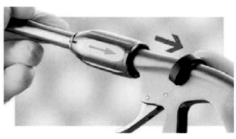

④将黑色安全锁定环向手柄后方滑出至手柄中间位置（不必取下以免丢失）

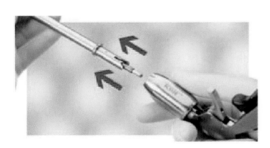

⑤将手柄上的银色方向调节旋钮向后拉，听到"咔嗒"一声，杆身同时与手柄分离，取下器械杆身

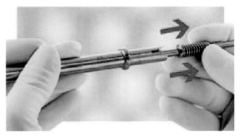

⑥握住螺旋部件将内鞘管与外鞘管分离

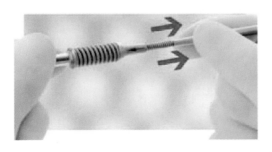

⑦将上膛推杆从内鞘管中取出

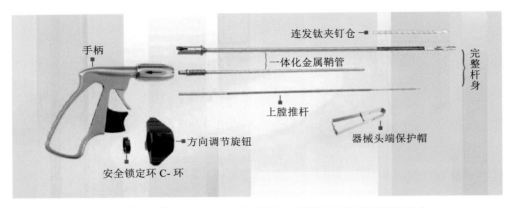

手柄

连发钛夹钉仓

一体化金属鞘管

完整杆身

上膛推杆

方向调节旋钮

器械头端保护帽

安全锁定环 C- 环

⑧如图所示，拆分到最小结构单位，将所有部件充分清洗，确保没有血液或组织碎屑残留

4.1.4.2 腔镜下钛夹钳的安装

腔镜下钛夹钳的安装请严格按照厂家说明书来完成。

如图所示步骤，将腔镜下钛夹钳安装完成后，转动手柄上的方向调节旋钮，确保器械能够正常使用后，再进行下一步操作：

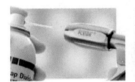 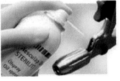 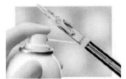 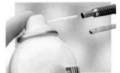

①为腔镜下钛夹钳所有部件：钳口、手柄按钮和关节连接部位喷涂器械专用保养油

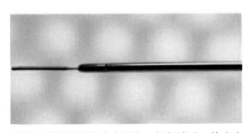 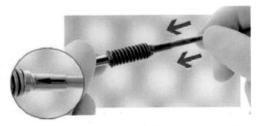

②将上膛推杆平放在台面上，轻轻滚动，检查上膛推杆是否有弯折

③上油后，将上膛推杆插入内鞘管，并且轻轻滑动几次

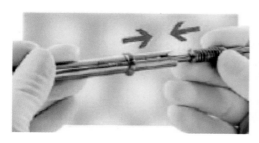

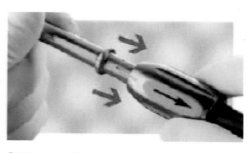

④上油后，将内鞘管（其中有上膛推杆）插入外鞘管，并且轻轻滑动几次

⑤手柄内部上油后，将手柄上的银色方向调节旋钮向后拉，将杆身插入手柄，插入前注意将杆身上的黑色标记和方向调节旋钮上的黑色箭头对齐为一直线，放松银色方向调节旋钮之后，听到"咔嗒"一声，方向调节旋钮自动弹回，证明安装正确。如果未能自动弹回，请取出杆身，重复本步骤

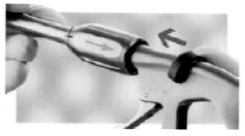

⑥将手柄上的黑色安全锁定环滑向前方，听到"咔嗒"一声，证明安全锁定环到位

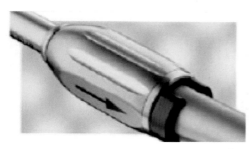

⑦将黑色安全锁定环旋转 180°，确认锁定环的缺口向上

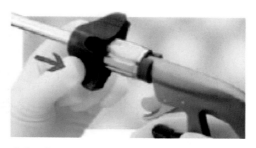

⑧将黑色星状方向调节轮从杆身套入，安装到手柄的银色方向调节旋钮上固定

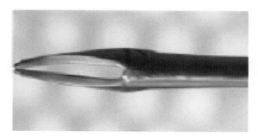

⑨分别按下手臂上的银色和黑色拉杆，观察钳口活动，确认钳口对位良好，确认安装正确，器械活动正常

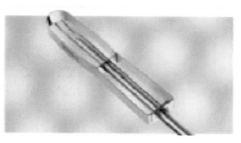

⑩套上钳口保护帽，若保护帽丢失请及时补充

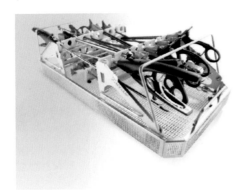 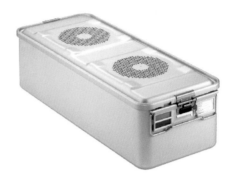

⑪将器械打包运输，进行下一步操作，建议使用腔镜器械专用装载篮

4.1.5 腔镜下可重复使用气腹针的拆卸

腔镜下可重复使用气腹针拆卸为套管、内芯、螺帽、通气开关，拆卸后全部放入弯盘中，针芯及外套平放，确保气腹针无受压，避免功能损坏。

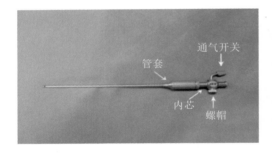 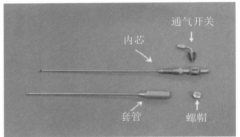

4.1.6 腔镜下可重复使用穿刺器的拆卸

腔镜下可重复使用穿刺器拆卸为转换器、密封帽、内芯、多功能阀、螺帽、通气开关，并将这些小零部件放入加盖的密纹清洗筐中，防止丢失。

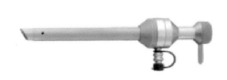 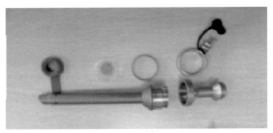

4.1.7 腔镜下吸引器的拆卸

腔镜下吸引器的拆卸为冲洗螺帽、冲洗开关，用冲洗枪冲洗，并放入加盖密纹清洗筐中。

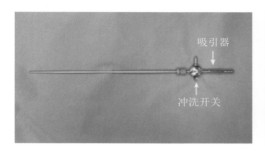
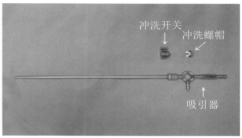

4.1.8 不可拆分器械

常见区分腔镜下可拆分器械和不可拆分器械的一个简单方法，就是看是否有冲洗孔，若有冲洗孔即为不可拆分器械。但最终确认该器械是否可以拆分，还是要以各生产厂家说明书为准。

4.2 腔镜器械的清洗、消毒

4.2.1 机械清洗、消毒

4.2.1.1 预洗

首先，将腔镜器械拆卸至最小单位部件，分别用流动水进行彻底预冲洗。

其次，用酶洗液浸泡或进行超声处理（请特别注意，双极器械不能用超声清洗）。

再次，用专用清洁刷刷洗金属杆、绝缘套管。

最后，用流动水进行最终冲洗。

4.2.1.2 超声清洗、消毒

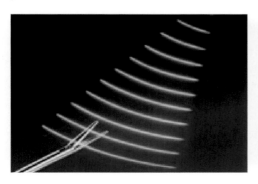
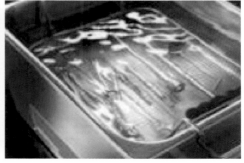

　　超声清洗要确保器械完全浸泡在清洗液中，避免在管腔中存在气泡，避免过载或超重。清洗液的温度应低于45℃，原因是温度过高会造成血液凝固，蛋白变性。在标准频率即35kHz下清洗3～5分钟，清洗时务必盖好盖子。超声清洗后立即用流动的软水或纯水，使用软毛刷进行清洗，确保有空腔的器械内部冲洗干净后，再进行消毒。终末冲洗的水一定要使用纯水，避免器械变色和腐蚀，使用不掉毛的棉布擦拭、干燥箱或气枪进行干燥。

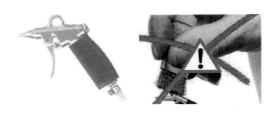

注意：清洗时不要使用任何的"烈性"清洗剂和金属刷，避免破坏器械的钝化层和影响镶片的牢固性

4.2.1.3 清洗消毒机清洗、消毒

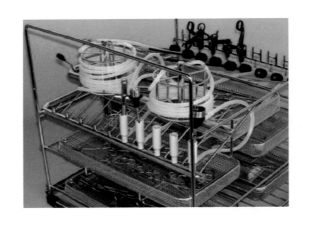

　　将腔镜器械放在适合清洗时使用的托盘上，请注意避免冲洗盲点。用管道将部件与水枪直接连接冲洗。带关节或接头的器械，关节要处于打开状态，确认水可以从管腔内流出，再使用清洗/消毒机器对产品进行处理。按照制造商的说明书，使用合适的中性、碱性或弱碱性清洗/消毒剂。最高清洗温度不超过93℃，清洗时间至少10分钟。如必要，先进行中和处理，再进行中间冲洗，冲洗时间至少1分钟。最后用蒸馏水、软化水或完全淡化水彻底冲洗。湿热消毒温度应高于90℃，时间超过1分钟，或Ao值大于600。热消毒：用93℃的蒸馏水、软化水或完全淡化水冲洗10分钟。最后，在不超过100℃的温度条件下，至少烘干20分钟。机械清洗/消毒循环结束后，检查所有的内腔、管道、盲孔

和刀刃是否还有残留物。如有必要，请进行手工清洗。

4.2.2 手工清洗、消毒

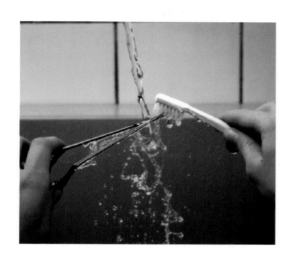

　　按照制造商说明书，使用合适的碱性清洗／消毒剂。在清洗／消毒剂浸泡产品时，所有表面、管腔和孔隙都要被洗液完全覆盖。消毒阶段结束时，用清水彻底冲洗器械，确保清水流经各个管腔和通道，对盲孔要进行重复清洗。带关节或接头的器械，让关节或接头处于打开、关闭的状态，分别冲洗。用软尼龙刷或软毛刷除去在外层的污垢，不要使用烈性清洁剂或金属刷。用直径合适的圆形塑料软刷清洗内腔、管道和盲孔，用蒸馏水、软化水或完全淡化水进行彻底的最后冲洗。检查各表面、孔隙、内腔和开口，确保无可见残留物。必要时，重复清洗和消毒步骤。最后用不起毛的绒布擦干并配合干燥箱或压缩空气枪吹干管腔，确保器械完全被吹干。

单极腔镜器械的清洗、消毒

处理方法	描述	注意要点
临时消毒	浸泡或者送消毒供应中心	紧急情况下，可在充分拆卸之后浸泡消毒或送消毒供应中心快速消毒
清洗	手工清洗、机器清洗、超声清洗	
化学试剂或清洗剂清洗	可用医用化学清洗剂，清洗剂最高温度80℃（176 ℉）。不同清洗剂建议参照制造商说明书。	请确保器械所有部件内没有残留血液或组织碎屑；最好请使用蒸馏水对所有部件进行冲洗
干燥	最高干燥温度：120℃（248 ℉）	

处理方法	描述	注意要点
高温、高压灭菌	134℃（273℉），持续时间 4～6 分钟	左侧为最高建议温度及时间
其余灭菌方式	甲醛 [最高温度 65℃（149℉）] 环氧乙烷 [最高温度 60℃（140℉）] 热蒸汽 [最高温度 180℃（356℉）] Gas plasma 液体消毒	请按照所选择的灭菌方式的标准流程操作及参照制造商说明书。
其他要点		在灭菌之前请为所有金属部件和关节部位喷涂专用器械保养油，以免器械生锈腐蚀；在使用含磷或含氟的化学制剂反复处理之后，器械上激光蚀刻的出厂编号等标记可变淡甚至消失

双极腔镜器械的清洗、消毒

处理方法	描述	注意要点
临时消毒	浸泡或者送消毒供应中心	紧急情况下，可在充分拆卸之后浸泡消毒或送消毒供应中心快速消毒
清洗	手工清洗、机器清洗、超声清洗	不能用超声清洗，以免造成陶瓷脱落、损伤器械
化学试剂或者清洗剂清洗	可用医用化学清洗剂，清洗剂最高温度 80℃（176℉）。不同清洗剂建议参照制造商说明书。	请确保器械所有部件内没有残留血液或组织碎屑；最好请使用蒸馏水对所有部件进行冲洗
干燥	最高干燥温度：120℃（248℉）	
高温、高压灭菌	134℃（273℉），持续时间 4～6 分钟	左侧为最高建议温度及时间
其他要点		在消毒之前请为所有金属部件和关节部喷涂专用器械保养油，以免器械生锈腐蚀；在使用含磷或含氟的化学制剂反复处理后，器械上激光蚀刻的出厂编号等标记可变淡甚至消失

4.3 腔镜器械的保养

4.3.1 目视检查清洁度

总的原则：没有血液，没有组织碎屑残留物，没有蛋白质等其他污物。

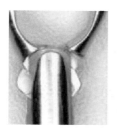 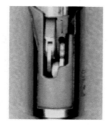

特别注意点：
- 螺纹处　• 关节处
- 锯齿处　• 管腔和孔隙处

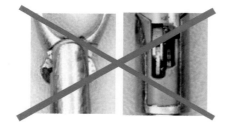

如何除去顽固的血液蛋白残留物：
- 污染处在浓度为 3% 的双氧水中充分浸泡 5 分钟
- 重新清洗和消毒

如何除去脂肪和水渍残留：
- 用乙醇、石油精、水去除
- 重新清洗和消毒

4.3.2 喷涂保养油

为腔镜器械做维护保养时，一定要确保器械已经冷却至室温。使用灭菌、热蒸汽和组织兼容的保养油喷洒移动部件，如关节部位、各部件接触位置等，确保每个关节和钳口都喷涂保养油。

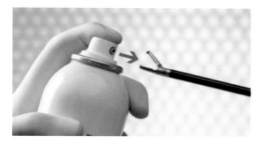 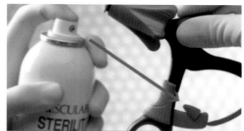

4.3.3 检查完好性

将腔镜器械的钳芯放在平台上轻轻滚动，检查是否有弯折，钳口是否损坏或变形，钳口有无偏斜，并且检查器械喷涂保养油后功能是否正常。

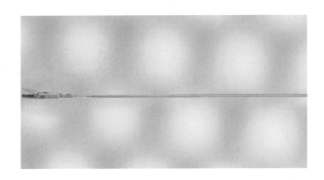

在每次清洗、消毒循环后检查器械，确保该器械已清洁、功能正常、没有损坏，绝缘性完好，无任何松脱、弯曲、断裂、裂纹、磨损或折断的部件。若发现器械各部件之间的兼容性损坏严重，须及时更换。

4.4 腔镜器械的包装

不推荐方式

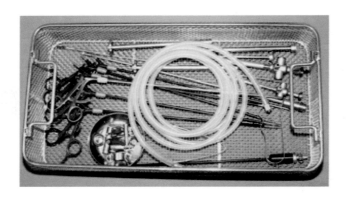

将保养好的腔镜器械以合适的状态放在载物篮里，同时避免器械产生接触性腐蚀或者摩擦腐蚀。例如进口与国产器械混合搭配使用、一起打包，由于两种器械采用不同的生产标准、不同的材质，若部分国产器械首先出现锈蚀的情况，长此以往，进口器械也会因为接触性腐蚀同样出现锈蚀。

遵守每个载物篮的数量规定，而且必须配备硅胶垫来减少摩擦的发生，推荐使用腔镜器械管理支架来保护器械。

所选择的载物篮应采用整块钢板冲压工艺，而非编制和焊接工艺，因为后者容易在焊接位置或编制位置产生清洗死角，容易有血渍和组织碎屑的残留。镀铬的载物篮也不推荐使用，因为铬涂层脱落会腐蚀器械。

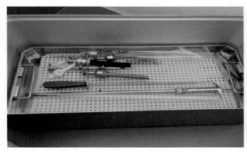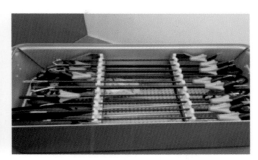

推荐方式 1   推荐方式 2

4.5 腔镜器械的灭菌

4.5.1 高温、高压灭菌

这是腔镜器械灭菌的首选方案，节约成本，方便快捷。某些医院担心高温、高压会影响腔镜器械的使用寿命，这种可能性是存在的。常见的一些手柄断裂大多是因为高温、高压灭菌后，腔镜器械未自然冷却至室温便遇到极冷的环境，如强制降温，温差太大导致。因此建议采购 PEEK（聚醚醚酮）材料生产的手柄，该材料化学性质稳定，耐高温高压。

灭菌方法	温度	最短暴露时间	
		有包装	在无菌容器系统内
预真空	270 ～ 275 ℉	4 分钟	4 分钟
常压下	250 ～ 254 ℉	15 分钟	40 分钟
	270 ～ 275 ℉	10 分钟	30 分钟

4.5.2 低温等离子灭菌

低温等离子灭菌一般不推荐用于腔镜器械的灭菌，其主要原因是低温等离子灭菌会使目前市场上任意一款保养油分解弥散，污染灭菌装置，影响灭菌效果。因此，一旦使用低温等离子灭菌，就不能在灭菌前为器械喷涂保养油，这势必缩短器械的使用寿命，影响器械的正常使用。

5

腔镜器械的
功能检测

5.1 持针器

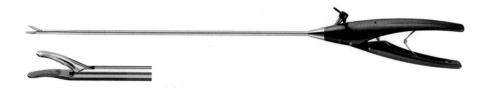

5.1.1 目检

（1）夹钳的对称性；

（2）TC 插件的磨损情况；

（3）TC 插件和关节有无裂缝；

（4）部件是否松脱、弯曲、折断、破裂、磨损或断裂；

（5）推荐试验材料为 5-0 缝线。

5.1.2 使用注意

（1）手柄闭合时必须完全对准（取决于结构）；

（2）筛出损坏的持针器。

5.2 抓钳

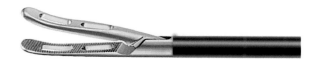

目检

（1）夹钳的对称性；

（2）抓持表面形貌是否磨损；

（3）钳口和钳齿是否磨蚀；

（4）绝缘管是否损坏；

（5）部件是否松脱、弯曲、折断、破裂、磨损或断裂。

建议用Ⅱ型互锁防护材料检查牵引力。如果指定目检夹钳，则试验材料为泡沫材料的棉纸。

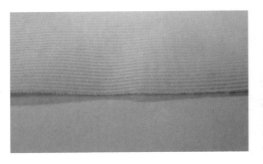
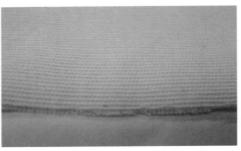

Ⅰ 型
Sachnummer 300543802
（薄层）

Ⅱ 型
Sachnummer 300543803
（厚层）

互锁防护材料：
筛出存在钳口齿缺陷、咬合不紧密及其他损坏的器械。

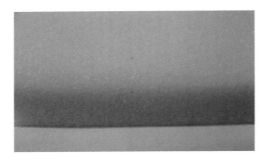

泡沫防护材料
Sachnummer TA005348

检测抓钳抓持力的方法

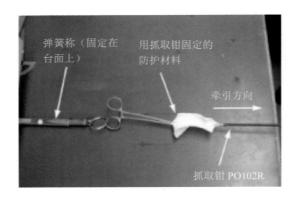

对抓取钳处夹钳的改进：

（1）在试验过程中抓取钳的夹持力必须超过规定的牵引力；

（2）证明材料的长度约为夹持长度的 80%；

（3）用弹簧称和 II 型互锁防护材料证明夹钳的夹持力＞ 20N。

5.3 无损伤钳

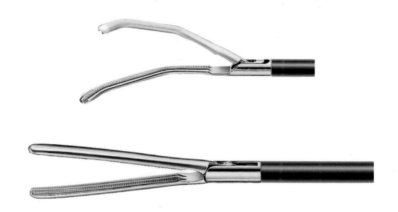

目检

（1）夹钳的对称性；

（2）抓持表面形貌是否磨损；

（3）钳口和钳齿是否磨蚀；

（4）绝缘套管是否损坏；

（5）部件是否松脱、弯曲、折断、破裂、磨损或断裂。

建议目检夹钳是否发生构造性弯曲，试验材料为棉纸。

被检测的棉纸应为一条清晰完整的夹闭痕迹，但不能出现任何破损。

筛出存在钳口齿缺陷和其他损坏的器械。

5.4 剪刀

目检

（1）刃口的完整性；

（2）绝缘的完整性；

（3）部件是否松脱、弯曲、折断、破裂、磨损或断裂。

需要强调的是，根据中华人民共和国卫生行业标准 WS310.2—2016《医院消毒供应中心　第 2 部分：清洗消毒及灭菌技术操作规范》规定，带电源的器械应进行绝缘性能等安全性检查。

绝缘缺陷解决方法：通过绝缘测试仪进行测试，可检测出器械绝缘层的破损、漏孔，以及肉眼不可见的细小裂纹、小孔、气孔和可能导致内部器官或组织损伤的潜在问题，避免可能导致患者、医生电伤的危险因素。

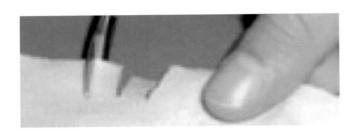

切割试验

剪刀（带碳化钨插件或陶瓷涂层）的试验材料

Ⅰ型单股互锁材料：

100% 棉，厚度：130g/m^2

单极 MIS 剪刀的试验材料

Ⅱ型单股互锁材料：

Division 20/100% 棉，厚度：约 0.4mm，245g/m^2

切割要点

切割试验必须与编织方向呈对角线进行。

切割试验结果

（1）试验材料必须顺利切断；

（2）80% 的刃长的刃口锋利度必须顺滑剪切；

（3）剪刀在切割时不得出现钩挂、拉出、卡住、急拉、推挤现象；

（4）立即筛出损坏的器械。

GUIDE

6

内窥镜镜子的
分类与保养

众所周知，内窥镜微创手术是 21 世纪外科手术具有飞跃性意义的创新手术方式。我们通过内窥镜系统及手术腔镜器械的协作，把传统需要大切口、开放的很多手术，转变为细微创口即可完成。这不仅仅减少了手术的创伤性，亦增加了手术的精确性及安全性，从而使患者对手术的接受程度大大提高。内窥镜微创手术中，我们必须应用内窥镜摄像系统才能进行手术，而内窥镜手术图像的起源是镜子，镜子就好比医生手术时的眼睛，帮助医生看到体内的解剖结构、病变情况，从而进行手术处理。

根据日常手术使用、清洗、消毒、灭菌、保养的实际情况来看，镜子和导光束跟腔镜器械一样需要有系统和规范的分类、常见问题的分析、维护保养的要求。

6.1 内窥镜镜子的分类

内窥镜镜子常见的分类方式有：根据成像方式的不同、根据临床使用科室的不同和根据镜子的形态不同。

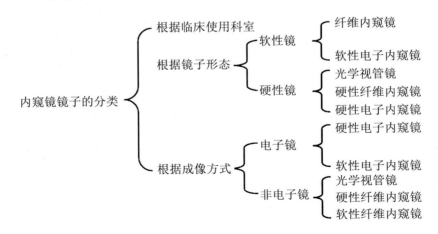

6.1.1 根据成像方式分类

在就此标准做分类之前，我们必须明白什么是不同的成像方式，简单地说就是看成像是否在人体内，如下图所示：

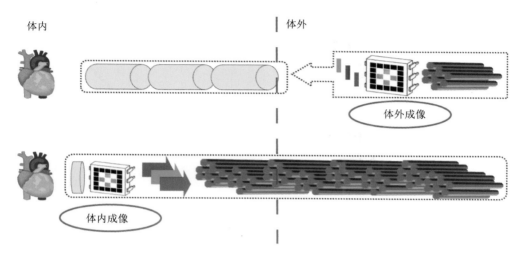

按照成像方式的不同，内窥镜手术所用的镜子可分为体内成像，即电子镜；体外成像，为非电子镜，即摄像头连接光学视管或纤维镜。其中电子镜又分为硬性电子镜和软性电子镜。非电子镜又分为光学视管镜和纤维镜，纤维镜又可以细分为软性纤维镜和硬性纤维镜。

6.1.1.1 电子镜：电子镜是电荷耦合器（CCD）前置，核心部件为感光二极管。电子镜将使用物镜捕捉到的成像（反射光）通过 CCD 转换为电讯号，通过电缆传送至摄像系统，再通过摄像系统的显示器显示出来。因此，希望得到电子镜成像，除了电子镜，还需要光源、摄像系统主机及监视器。电子镜由插入部、操作部、导光接头部和电缆接头四部分构成。

根据电子镜的形态不同，我们可以把电子镜分为硬性电子镜和软性电子镜，简单地说，如果镜子前端不能弯曲即为硬性电子镜，反之则为软性电子镜。

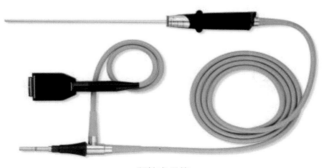

硬性电子镜

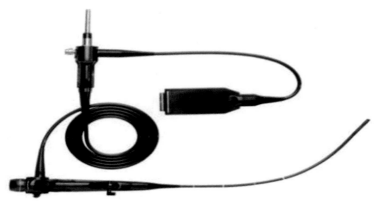

软性电子镜

6.1.1.2 非电子镜：电荷耦合器（CCD）置于内窥镜摄像系统的摄像头内，摄像头连接光学视管镜或纤维镜的目镜部，将视频接口连接到摄像系统主机上使用。光学视管镜或纤维镜采集图像，摄像头内的 CCD 将图像转换为电讯号，通过电缆传送至摄像系统，再通过摄像系统的显示器显示出来。或当光学视管镜、硬性纤维镜和软性纤维镜连接光源、导光束，也可以通过目镜进行观察。

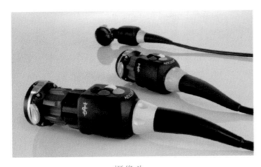

摄像头

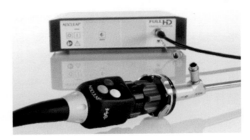

摄像头电缆线与摄像主机的连接

（1）光学视管镜：从先端开始，由物镜、柱状透镜、目镜和导光束连接部四部分构成。

镜体是棱镜光学系统。光学视管镜可分为不同的直径，如 2，2.5，4，5，10mm 等；不同的长度，如 18，22，27，30，33mm 等；不同的视向角，如 0°，30°，45°，70°，90°。根据直径、长度、视向角的不同光学视管镜可分为不同的型号。光学视管镜的最大优点是成像清晰，可配多个工作通道，选取多个视角。

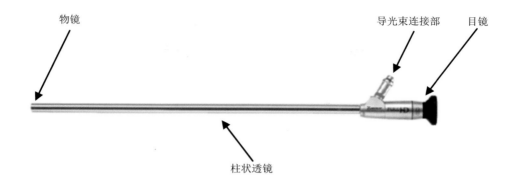

物镜　　　　　　　　　　　　　　　导光束连接部　目镜

柱状透镜

（2）纤维镜：是由玻璃纤维束所构成的观察用光学系统，由插入部和目镜部两部分构成，使用时须连接导光束。它的最大特点是镜头部分可被术者操纵改变方向，扩大应用范围，但成像效果不如光学视管镜好。根据可操纵改变方向的大小，纤维镜可分为软性纤维镜和硬性纤维镜。

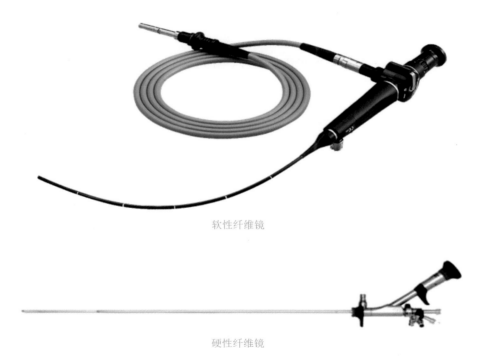

软性纤维镜

硬性纤维镜

6.1.2 根据临床使用科室分类

内窥镜技术目前广泛应用于医院众多科室，各科室临床需求不同。因此，内窥镜镜子可分为以下不同类别。

6.1.2.1 用于消化科的内窥镜：硬管式食管镜；纤维食管镜；电子食管镜；超声电子食管镜、纤维胃镜、电子胃镜、超声电子胃镜、纤维十二指肠镜、电子十二指肠镜、纤维小肠镜、电子小肠镜、纤维结肠镜、电子结肠镜、纤维乙状结肠镜和直肠镜等。通过这些内镜检查，医生能对下述疾病进行诊断：①发生在消化道（包括食管、胃、十二指肠、小肠和大肠）的炎症、溃疡、良性和恶性肿瘤；②肝、胆、胰腺管道系统的良、恶性病变；③腹腔脏器的良、恶性病变。

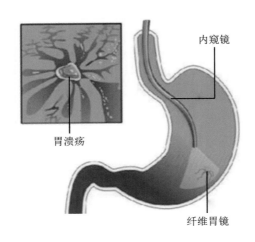

6.1.2.2 用于呼吸科的内窥镜：纤维支气管镜、电子支气管镜、硬管式喉镜、纤维喉镜和电子喉镜。最常见的支气管镜检查是将细长的支气管镜经口或鼻置入患者的下呼吸道，即经过声门进入气管和支气管及更远端，直接观察气管和支气管的病变，并根据病变进行相应的检查和治疗。广义上的支气管镜检查包括经支气管镜病灶活检、支气管黏膜活检、经支气管镜透壁肺活检及经支气管镜针吸活检。大多数肺部及气道疾病，如肿瘤、间质性肺病、肉芽肿性疾病及某些感染性疾病需要通过经支气管镜活检术来确定诊断。喉镜主要用于取喉部组织活检标本，或直接抹拭喉部分泌物做检查；喉部病变的治疗，如良性肿瘤切除术（如声带息肉、小的喉部良性肿瘤切除）；喉瘢痕性狭窄扩张术、电灼术、局部用药，以及取出喉、气管、食管上端的异物等手术；气管内麻醉术或支气管镜检查时不易下管者可借直接喉镜协助；用于气管内插管，用于麻醉插管和抢救喉阻塞患者；小儿支气镜检查时，可先用侧裂直接喉镜暴露声门，然后导入支气管等。

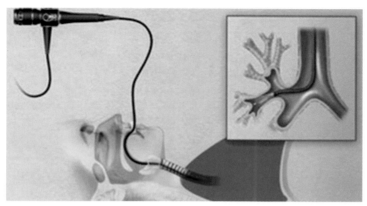

纤维支气管镜

6.1.2.3 用于大外科（普外科、妇科、泌尿科、胸外科、小儿外科）的内窥镜：有硬管式、光学纤维式、电子手术式腹腔镜；硬管式胆道镜、纤维胆道镜、电子胆道镜和子母式胆道镜、肛肠镜、甲状腺镜、胸腔镜和纵隔镜等。

（1）腹腔镜胃肠外科手术：可进行胃大部切除，迷走神经干切断术，阑尾切除术，溃疡病穿孔修补术，胃减容术治疗肥胖症，肠粘连松解术，结、直肠肿瘤切除术。

（2）腹腔镜肝胆系统疾病手术：可进行胆囊切除术，胆总管切开取石术，肝切除术，肝囊肿开窗引流术，肝脓肿引流术，胆肠内引流术。

（3）腹腔镜脾胰疾病手术：可进行脾切除术，脾囊肿开窗引流术，胰腺假性囊肿内引流术，胰腺部分切除术。

（4）腹腔镜胸部疾病手术：可进行肺叶切除术，肺大疱切除术，自发性血胸手术，食管癌切除术，贲门失弛缓症手术，食管裂孔疝手术，胸腺瘤切除术，纵隔肿瘤切除术，心包开窗术，动脉导管未闭结扎术。

（5）腹腔镜颈部及乳房疾病手术：可进行甲状腺、甲状旁腺手术，乳腺癌腋下淋巴结清扫术，乳房肿块切除术。

（6）腹腔镜泌尿系统疾病手术：可进行肾切除术、肾上腺切除术，输尿管切开取石术，肾盂成形术，膀胱憩室切除术，肾囊肿开窗。

（7）腹腔镜妇科疾病手术：可进行子宫切除术，子宫肌瘤剜出术，卵巢囊肿切除术，宫外孕手术，输卵管手术，不孕症探查，盆腔清扫术。

（8）腹腔镜其他手术：腹股沟疝修补术，大隐静脉曲张交通支结扎术。尤其是应用于腹股沟疝手术中，可以降低手术的复发率，主要用于中老年人疝气及身体孱弱的疝气患者。

（9）小儿外科经常使用腹腔镜开展小儿腹股沟斜疝、阑尾、腹股沟不能触及的隐睾探查、黄疸探查、腹痛待诊探查、消化道出血探查，腹腔镜肾盂成形术治疗肾积水，腹腔镜输尿管移植术治疗膀胱输尿管反流、输尿管扩张积水、胆总管囊肿、食管闭锁、食管裂孔疝、膈疝、肠旋转不良、经皮肾镜取石术、输尿管镜碎石术治疗小儿肾结石等手术。

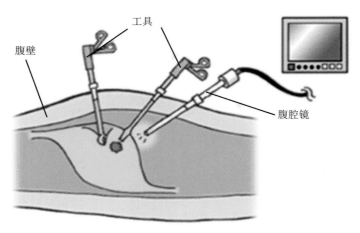

腹腔镜下胃切除术

6.1.2.4 用于泌尿科的内窥镜

（1）膀胱镜：可分为检查用膀胱镜、输尿管插管用膀胱镜、手术用膀胱镜、示教用膀胱镜、摄影用膀胱镜、小儿膀胱镜和女性膀胱镜。①做诊断用：通过检查用膀胱镜可观察到膀胱内情况；通过输尿管插管窥镜可向输尿管插入细长的输尿管导管至肾盂，分别搜集尿液，进行常规检查和培养；静脉注入靛胭脂溶液，观察两侧输尿管的排蓝时间，可以分别估计两侧肾功能（正常注药后 5 ～ 10 分钟排蓝）；经导管向肾盂或输尿管注入 12.5% 碘化钠造影剂，施行逆行肾盂造影术，可以了解肾、肾盂和输尿管的情况。②做治疗用：如膀胱内有出血点或乳头状瘤，可通过膀胱镜用电灼器治疗；膀胱内结石可用碎石器击碎后冲洗出来；膀胱内小异物和病变组织可用异物钳或活组织钳取出；输尿管口狭窄，可通过膀胱镜用剪开器剪开（或用扩张器进行扩张）。

（2）输尿管镜：输尿管镜手术是通过一细长的窥镜，经尿道、膀胱、输尿管口进入 0.2 ～ 0.5cm 直径的输尿管，在直视下或借助电视监视系统，可以很清晰地观察到输尿管内的病变，如有结石、肿瘤等，对输尿管疾病进行诊断与治疗。

（3）肾镜：经皮肾镜碎石取石术（percutaneous nephrolithotripsy，PCNL）是腔内泌尿外科手术的一个重要部分，在治疗上尿路结石方面，与输尿管镜技术及体外冲击波碎石共同成为现代主要的治疗方法，已彻底改变了传统开放手术的外科治疗方式。通过经皮肾镜术、输尿管镜取石术及体外冲击波碎石术等综合处理方法，可以使 90% 以上的肾结石免除开放性手术。微创经皮肾镜碎石取石术（minimally invasive percutaneous nephrolithotomy，MPCNL）是改良传统经皮肾镜方法，缩小肾穿刺造口通道直径，用输尿管镜或小号肾镜取石。

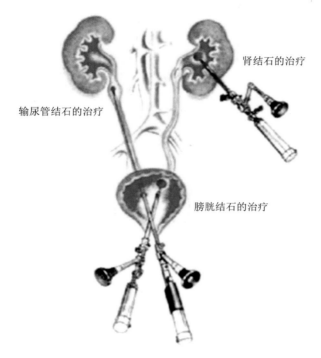

泌尿科腔内镜（膀胱镜、输尿管镜和肾镜）

6.1.2.5 用于妇产科的内窥镜

（1）阴道镜：主要用于观察下生殖道的子宫颈、阴道、外阴和生殖器病变。

（2）宫腔镜：可直接检视子宫腔内病变，进行定位采集病变组织送检，诊断准确、及时、全面、直观，可早期发现癌症；输卵管插管，检查输卵管通畅度，疏通输卵管间质部阻塞，准确、有效；宫腔镜手术切除子宫内膜、黏膜下肌瘤、内膜息肉、子宫纵隔、宫腔粘连和取出异物，疗效好、不开腹、创伤小、出血少、痛苦轻、康复快。

（3）输卵管镜：最常用于因输卵管性不孕患者的检查及治疗，包括输卵管近端或远端可疑病变；不明原因不孕患者的输卵管探查；输卵管异位妊娠体外受精－胚胎移植，可利用输卵管镜进入输卵管进行配子或胚胎移植，帮助试管胚胎移植导管的定位；对子宫输卵管造影有禁忌证者也可直接行输卵管镜检查和手术。

（4）胎儿镜：常用于通过直接观察诊断有明显外形改变的先天性胎儿畸形；通过胎儿活组织检查进行诊断的先天性疾病；取胎儿血液进行诊断的疾病；进行胎儿宫内治疗；基因和细胞治疗。

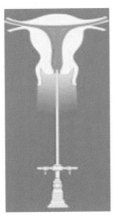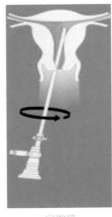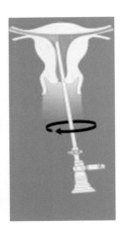

宫腔镜

6.1.2.6 用于胸外科的内窥镜：胸外科胸腔镜和胸外科纵隔镜多用于肺叶切除术、肺大疱切除术、自发性血胸手术、食管癌切除术、贲门失弛缓症手术、食管裂孔疝手术、胸腺瘤切除术、纵隔肿瘤切除术、心包开窗术、动脉导管未闭结扎术等。

6.1.2.7 用于五官科的内窥镜

（1）耳部疾病：急性化脓性中耳炎、慢性化脓性中耳炎、卡他性中耳炎、耳鸣、突发性耳聋等。

（2）鼻部疾病：急性鼻炎、慢性鼻炎、过敏性鼻炎、肥厚性鼻炎、鼻窦炎、萎缩性鼻炎、鼻息肉、鼻中隔偏曲、鼻出血等。

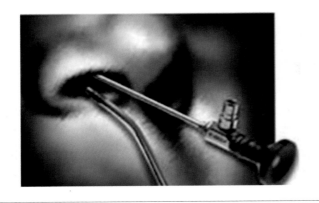

（3）咽喉疾病：急性咽炎、慢性咽炎、干性咽炎、萎缩性咽炎、肥厚性咽炎、急性扁桃体炎、慢性扁桃体炎、腺体肥大、声带息肉、声带小结、儿童鼾症、成人鼾症等。

6.1.2.8 用于骨科的内窥镜

（1）关节镜：多用于关节镜技术，可运用于骨性关节炎、炎症性关节、色素沉着绒毛结节性滑膜炎、晶体性关节病、感染性关节炎和创伤性关节炎等多种关节炎的诊断及治疗。如对于多种类型的滑膜炎可在关节镜下施行滑膜切除术，在膝关节可以通过后方入路，切除后方关节囊内的滑膜组织，达到全关节囊滑膜切除的目的；对于骨性关节可行关节清理术，去除游离体，切除撕裂的半月板，修整软骨面等。

（2）椎间孔镜：通过在椎间孔安全三角区、椎间盘纤维环之外，彻底清除突出或脱垂的髓核和增生的骨质来解除对神经根的压力，消除由于对神经压迫造成的疼痛。其手术方法是通过特殊设计的椎间孔镜和相应的配套脊柱微创手术器械、成像和图像处理系统等共同组成的一个脊柱微创手术系统。在彻底切除突出或脱垂髓核的同时，清除骨质增生，治疗椎管狭窄，可以使用射频技术修补破损的纤维环等。

6.1.2.9 用于神经外科的内窥镜

（1）脑室镜：可用于治疗①脑积水。直视下放置 V-P 分流管，脉络丛烧灼，第三脑室底切开造口或导水管扩张、成形，多房性脑积水切开引流，中、慢性硬膜下积液。②脑内出血。自发性或外伤性。③脑内肿瘤。囊性可全切、部分切除、活检；实质性切除有困难，可活检或置后装放疗管。④蛛网膜囊肿、脑囊肿、脑寄生虫病、脑内异物。⑤内窥镜辅助显微神经外科手术的部分疾病，如听神经瘤、垂体瘤、颅咽管瘤。

（2）椎间孔镜：用于椎管内病变的观察，如脊髓空洞症、椎间盘突出及交感神经切断等。

6.1.3 根据内窥镜形态分类

根据镜子的不同形态，内窥镜镜子可分为硬性镜和软性镜，之前的分类中已经阐述，在此不再赘述。

6.2 导光束的分类

导光束是将光从光源装置传导到内窥镜镜子的照明用光学系统，常见由石英玻璃、有机硅树脂或硬聚氟物等材料制成。导光束一般由三层组成，其中心部分称为芯，中间部分称为包层，纤芯的折射率必须大于包层的折射率，光束在纤芯里传播，包层的作用是把光束限制在纤芯里传播；最外层是用塑料等材料制成的保护层。

导光束按照不同的长度 1.8，2.5，3.5m 等，不同的直径 3.5，5，8mm，分为不同的型号，直径越大导光性越强。

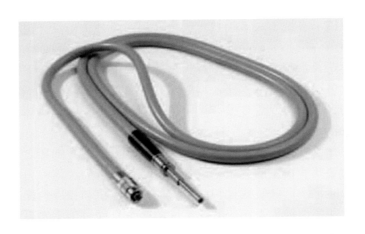

6.3 光学视管镜的常见问题

光学视管镜从先端开始，由物镜、柱状透镜、目镜和导光束连接部四部分构成。镜体是棱镜光学系统，因此特别娇贵。如图所示，光学视管镜按照不同部位经常会发生以下问题。

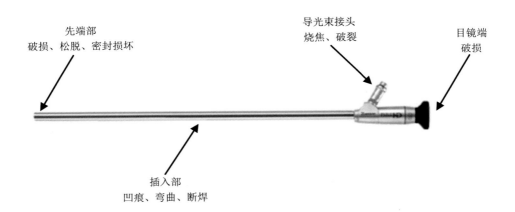

先端部
破损、松脱、密封损坏

导光束接头
烧焦、破裂

目镜端
破损

插入部
凹痕、弯曲、断焊

6.3.1 光学视管镜先端部的常见问题

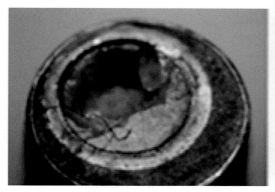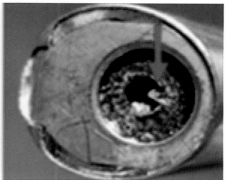

先端盖玻璃破裂

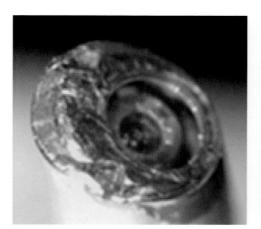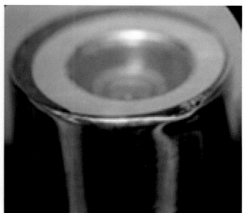

先端部磨损、变形

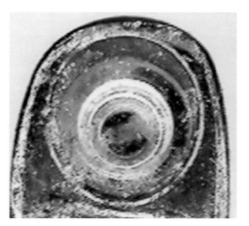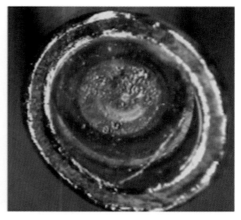

镜片污迹

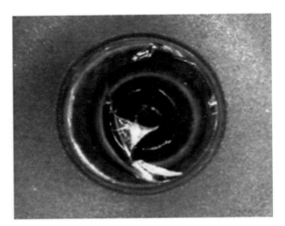

金属离子沉积

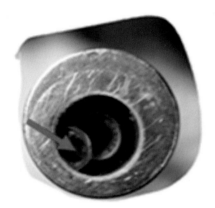

物镜松脱

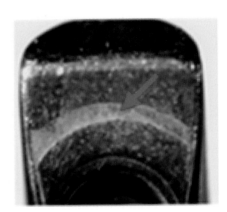

先端部导光束粗糙

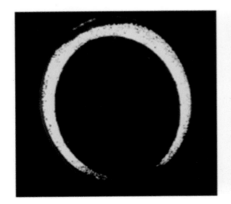

光纤断路

原因：光学视管镜先端部的故障多见于与地面、周边设备等硬物碰撞（如下图所示）；操作中，与刨削器械等碰撞接触；使用超声清洗机对光学视管镜进行清洗，使先端的导光束变粗糙；水质不良，导致金属离子沉积；光学视管镜消毒、清洁不彻底，保养不规范可导致镜片污渍残留。

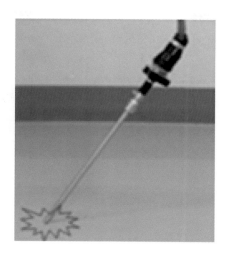

故障预防方法：平时使用中请将光学视管镜小心放置于平坦的地方，避免与其他物品碰撞；使用过程中避免与其他器械碰撞；请勿对光学视管镜进行超声清洗；对光学视管镜进行规范的清洁、消毒、灭菌、保养。

危害：导致手术图像缺失、偏移、不清晰，直接影响手术开展。

6.3.2 光学视管镜插入部的常见问题

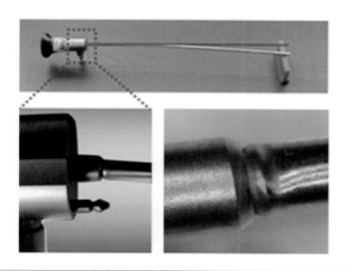

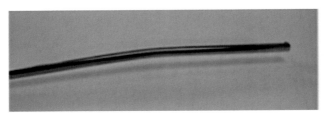

插入部弯曲

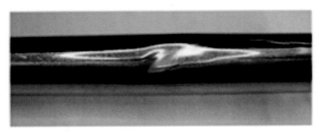

插入部凹痕

原因：光学视管镜插入部的故障常见于与周边设备等硬物碰撞，导致产生凹痕；与其他器械一起堆放，或被重物压伤，易发生弯曲变形；有保护套的光学视管镜在保管、搬运时未佩戴保护套；或常见于倾斜插入、拔出保护套（如下图所示）。

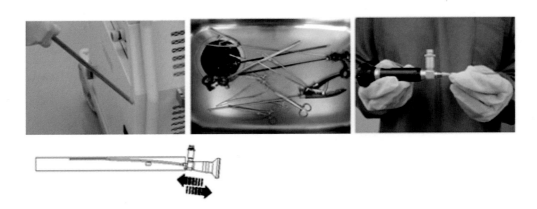

故障预防方法：请勿将光学视管镜与其他物品碰撞；单独对光学视管镜进行清洗、消毒，使用消毒盒进行存放；放进、取出时请注意受力部位；光学视管镜进出保护套时请特别注意插入部不要接触保护套。

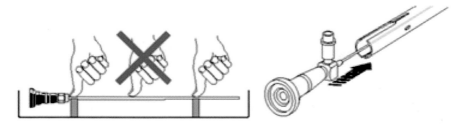

危害：导致手术图像偏移、不清晰，直接影响手术开展。

6.3.3 光学视管镜导光束接头的常见问题

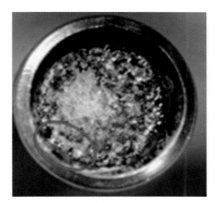

破裂、浸水

原因：光学视管镜导光束接头的故障常见于与硬物碰撞导致盖玻璃破裂；或使用完立即放入冷水里浸泡，使盖玻璃破裂，导致导光性能下降。

故障预防方法：避免光学视管镜与硬物碰撞；使用完光学视管镜先自然冷却后再进行清洗。

危害：导光性能下降，图像昏暗、画质不清晰，直接影响手术开展。

6.3.4 光学视管镜图像的常见问题

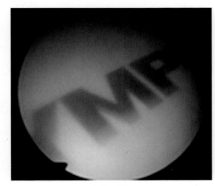

图像模糊

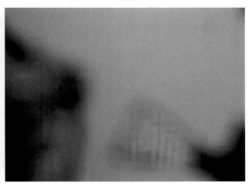

图像阴影

原因：最常见的原因是插入部被撞击或弯曲导致柱状透镜破裂，从而导致图像模糊或无图像；或光学视管镜被碰撞导致物镜破裂，使图像产生阴影。

故障预防方法：避免与其他物品碰撞；避免弯曲插入部；使用专用的消毒盒进行清洗、运输、消毒、灭菌和保管（如下图所示）。

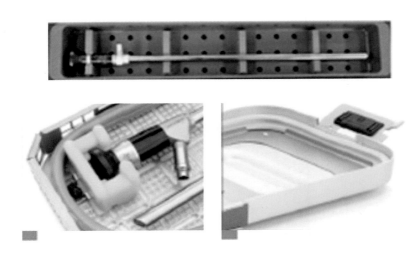

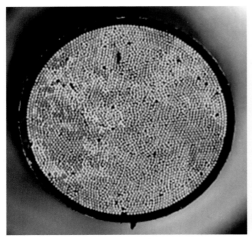
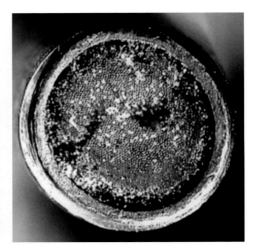

危害：图像模糊或无图像，手术无法进行。

6.4 导光束的常见问题

导光束是将光从光源装置传导到内窥镜镜子的照明用光学系统，给内窥镜提供必不可少的光来源。但导光束也经常发生以下一些问题。

正常导光束　　　　　　　　　　　　导光束工作端损坏

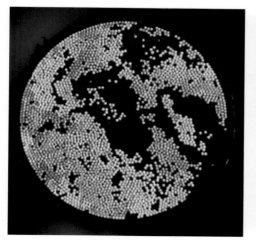
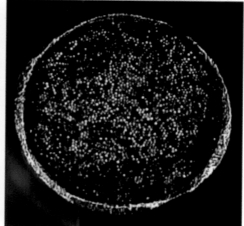

断路
严重断路，燃烧

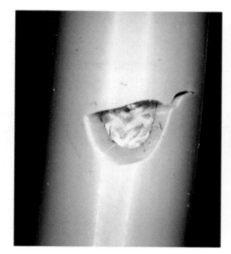
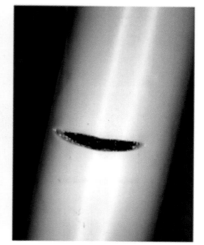

表皮损坏

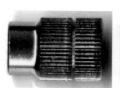
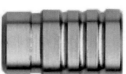
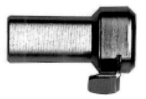

常用的接头

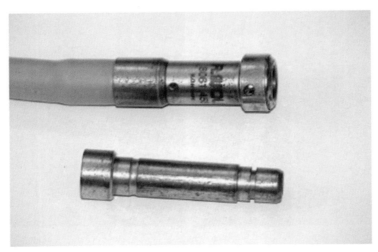

缺陷接头

原因：使用超声振荡设备进行清洗；与金属部件或锋利器具共同清洗、转运、保管等；手术过程中直接用钳子等夹住导光束进行固定；台车或脚等踩过导光束；导光束表面残留水分导致抛光面焦化；保存、转运不妥善，导致接头等配件缺失。

故障预防方法：请勿将导光束置于超声设备清洗；避免与其他锋利器械一同清洗；手术过程中固定导光束时，请用布包住导光束，用钳子夹住布进行固定；导光束垂到地板上时，请注意不要被台车或脚等扯伤；使用前确保导光束两端充分干燥。

危害：导光性能下降，图像昏暗、画质不清楚，影响手术开展。

6.5 软性内窥镜的常见问题

软性内窥镜最大特点是镜头部分可被术者操纵改变方向，操控性好，工艺更精细，也更易损坏，维修成本非常高。因此，我们更需要注意分析常见问题，找出预防方法，避免损坏发生。

6.5.1 先端弯曲部常见问题

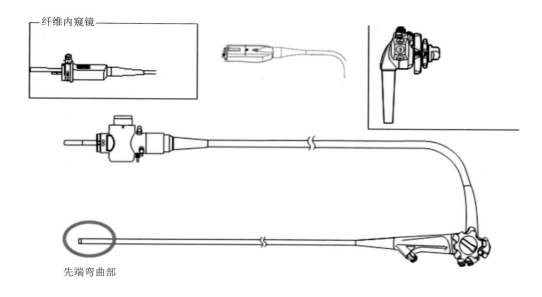

先端弯曲部

6.5.1.1 先端弯曲部镜头的缺口、破碎、污物、损伤

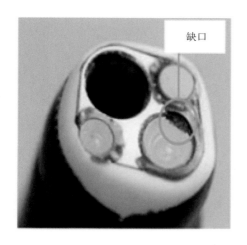

缺口

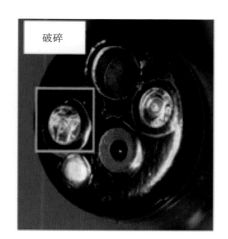

破碎

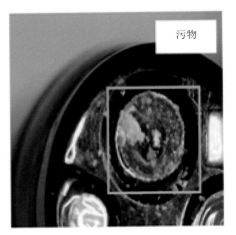
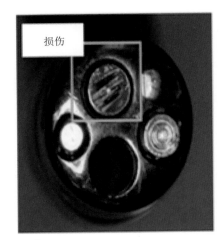

镜头的缺口、破碎、污物和损伤

内窥镜使用很小且精密的镜头，若继续使用如上图所示镜头破损状态下的内镜时，可导致内窥镜画面出现故障。使用前，请务必点检，确认先端部镜头无破裂、缺损、伤痕、污物等现象。例如，图像模糊不一定是 CCD 故障，可能是镜面不清洁造成的。

原因：常见于先端部与周边设备碰撞，或是先端部坠落至地板；使用硬刷子刷洗镜面；镜面没有彻底刷洗干净（如下图所示）。

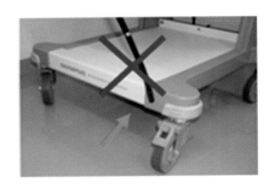
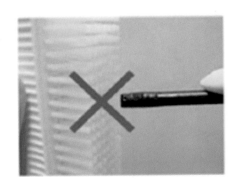

故障预防方法：请小心谨慎，避免碰撞；清洁过程中及消毒后请使用清洁纱布擦拭镜面。

6.5.1.2 先端弯曲部喷嘴堵塞

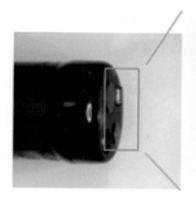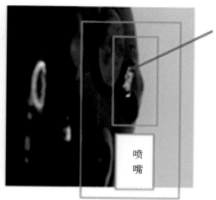

体液、异物等堵塞喷嘴

　　上图状态下使用时，可能导致送气、送水功能出现故障。使用前请检查送水、送气功能，送气量不足等异常状况下请勿使用。应保持喷嘴处管道的清洁：及时排出喷嘴口的流动液体；确保水质。

　　原因：内部管道残留体液、异物等干涸造成喷嘴堵塞（如下图所示）。

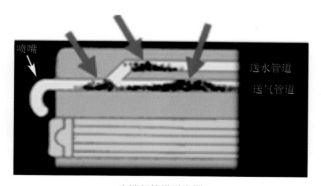

先端部管道示意图

　　故障预防方法：应使用专用清洗按钮。在清洗槽内清洗过程中与槽壁轻微摩擦、碰撞也会导致镜头渗水等故障，但测漏不漏水。使用 OER-A 清洗机也是需要先手动擦拭镜面，注意应顺着喷嘴口方向擦拭镜面，检查确认（如下图所示）。使用过程中防止堵塞有效实例：在吸引时应先保持送气状态，吸引后再次送水、送气操作，确保管道内无残留液体和镜面的清洁。清洗过程中注意：每例检查后进行床侧清洗时，务必使用送水、送气专用清洗按钮，并采用全管路灌流器进行内部管路冲洗。

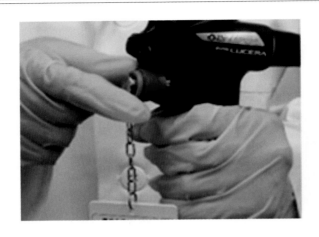

6.5.1.3 先端弯曲部弯曲橡皮针孔、重叠、破裂或变形

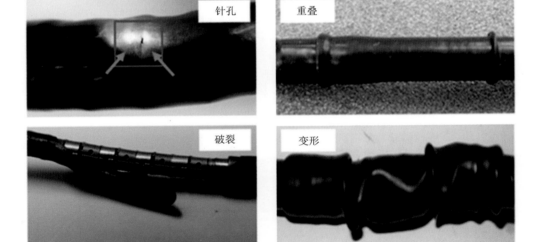

先端弯曲部弯曲橡皮针孔、重叠、破裂或变形

　　特别提醒：在故障状态下进行清洗、消毒时，水极易浸入内部造成零件发生故障，因此请勿继续使用！！！

　　弯曲部表面覆盖着一层很薄的橡皮，保持一定的弹性，确保弯曲角度的轻松操作。小的针孔很难从外观上发现，而且也很难推测是何时出现的针孔，所以应及时进行漏水测试以免小故障引发大修理。使用水溶性润滑油时，应避免造成弯曲橡皮提前老化膨胀。若出现重叠现象，可用手轻轻向下拉回原样，否则重叠部分将增加患者的痛苦，严重时出现出血等后果。长时间橡皮重叠会导致折叠处漏水，所以恢复原状后需要做漏水测试。

原因：常见活检钳及连接部金属部位和锋利部分与插入管相接触；或使用纱布用力擦洗弯曲部。

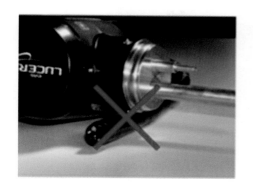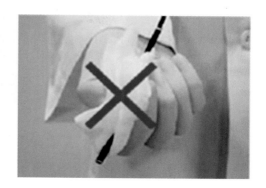

故障预防方法：请勿把软性镜与其他器械一起放置，避免其他部位重压；用纱布或纸巾蘸取洗涤液，从操作部开始轻轻擦拭。

6.5.1.4 先端弯曲部弯曲管的损伤

（1）先端弯曲部弯曲橡皮破裂

原因：内窥镜戴防水帽进行环氧乙烷（ETO）消毒灭菌；其他内窥镜未戴ETO帽进行ETO灭菌。

故障预防方法：EVIS内窥镜ETO灭菌时，取下防水帽；其他内窥镜ETO灭菌时，戴上ETO帽。

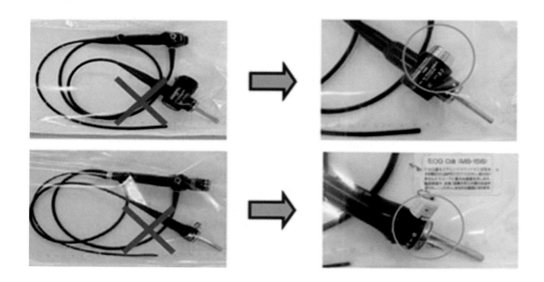

（2）先端弯曲部弯曲管的损伤

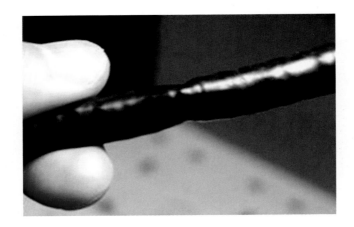

弯曲管发生挤伤、变形现象后，若继续使用将导致内部零件发生挤压故障，钳子管道因通过阻力增大出现破孔漏水危险及内窥镜画面出现异常等故障现象。应及时进行修理解决，以免更大故障的发生。

原因：没有给患者戴上口垫而插入内窥镜；插入部被内窥镜存放柜、清洁机等夹伤。

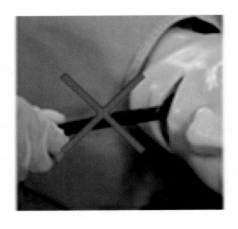
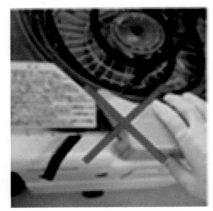

故障预防方法：给患者戴上口垫后再插入内窥镜；因为插入部较长，务必事先确认有没有被夹住。

6.5.2 插入部的常见问题

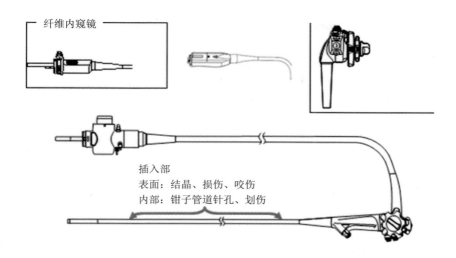

插入部
表面：结晶、损伤、咬伤
内部：钳子管道针孔、划伤

6.5.2.1 插入部插入管结晶

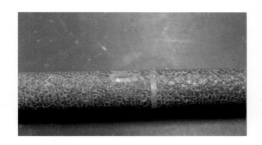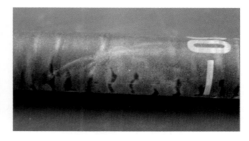

插入部插入管结晶

虽然酸化水不会出现结晶现象，但酸化水会破坏内窥镜表面亲水涂层，严重腐蚀内窥镜表面橡胶材质，会出现发黏、起皮、极易磨损，影响内窥镜插入性，最终无法正常使用。强调说明：结晶状态并非内窥镜材质问题，不是内窥镜自身变黄，而是结晶附着在表面形成。

原因：未及时进行床侧清洗；未使用酶洁液清洗表面；未进行彻底表面擦拭清洗。

故障预防方法：应及时床侧清洗，去除大量黏液；使用酶洁液分解表面蛋白质；流水下彻底清洗表面，防止残留蛋白质与戊二醛接触结晶。

6.5.2.2 插入部插入蛇管的损伤

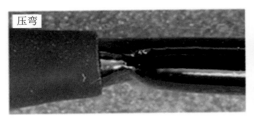

压弯

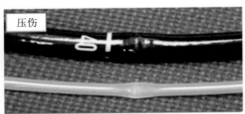

压伤

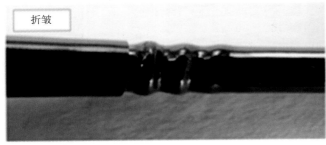

折皱

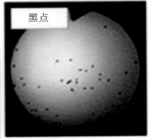

黑点

纤维镜出现黑点现象导光束折断光亮度不足

　　发生上图所示的故障状态时，若因功能方面没有问题而继续使用，会引起内部零件发生挤压故障，钳子管道破孔及内窥镜画面出现异常。此外，小的针孔很难从外观上发现，若进行清洗，水浸入内部易造成内部零件发生故障，因此请及时进行漏水测试。

　　原因：清洗、消毒、保管时，插入部打圈角度过小；操作中，护套部被轻度弯折；插入部被内窥镜镜箱、存放柜、清洗机等夹伤。

　　故障预防方法：插入部打圈时，角度请勿小于说明书的标识范围直径12cm；尽量将护套部伸直；因为插入部较长，务必事先确认有没有被意外夹住。

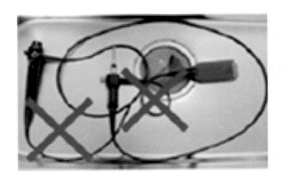

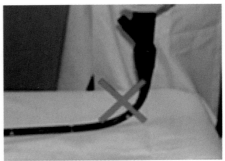

正确操作方法如下：

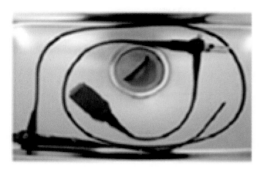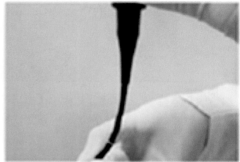

6.5.2.3 插入部钳子管道针孔

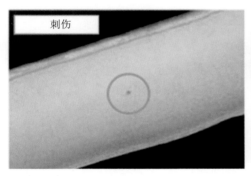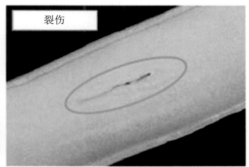

插入部钳子管道针孔

钳子管道如上图所示状态下进行清洗、消毒时，水浸入内部易造成内部零件发生故障。本故障无法从外观上发现，需要进行漏水测试。若测漏过程中钳子插入口及钳子管道出口处连续冒气泡，说明钳子管道有针孔，勿继续使用，以免更难修理。

原因：钳子管道内施放针头、弯曲角度过大时强行插入附件；在针头张开的状态下进行插拔；先端钳子杯错位；带针型定位针弯曲。

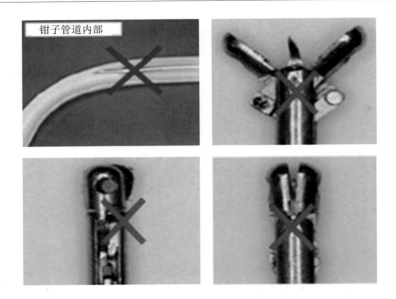

　　故障预防方法：务必将内镜先端至放松状态，以免在弯曲部插入时受阻，强行通过后会造成钳道损伤；待附件伸出钳子管道后再释放针头；闭合活检钳后插拔；使用没有问题的活检钳。

6.5.3 操作部常见问题

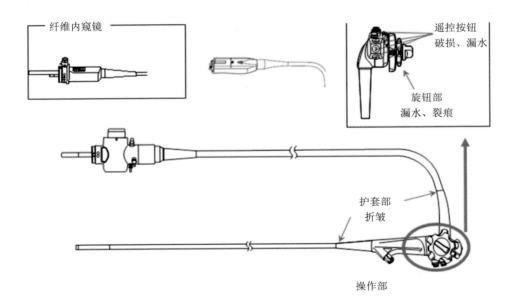

6.5.3.1 操作部遥控按钮漏水、旋钮漏水

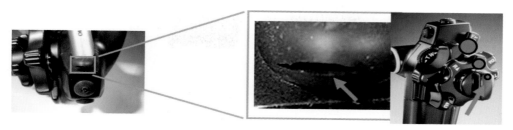

操作部遥控按钮漏水、旋钮漏水

控制开关覆盖着很薄的橡胶皮，如在上图所示状态下进行清洗、消毒，会因为水浸入而导致零件发生故障，所以请勿使用。小的针孔很难从外观上发现，而且也很难推测是何时出现的针孔，应定期及时进行漏水测试，防止故障等级扩大。

原因：内窥镜连接部及治疗附件等的锋利部分刺伤控制开关；清洗、拿取时，内窥镜的控制开关与周边仪器或水池相撞。

故障预防方法：勿将内窥镜与治疗附件重叠放置在水池里；正确的握姿能避免控制开关与周边仪器等碰撞。

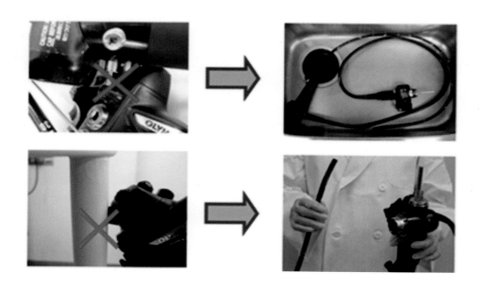

6.5.3.2 操作部吸引口磨损

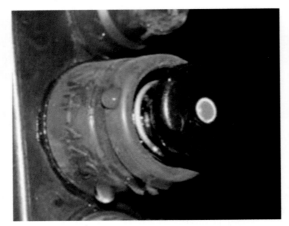

吸引按钮处滴水，严重时液体飞溅，无法正常吸引

吸引口的磨损严重时将出现自动吸引，虽吸引量很小，但直接影响送气量不足，无法将胃完全撑满，一直要保持长时间送气状态。

原因：错误抽出附件手法，或吸引座磨损缺口。

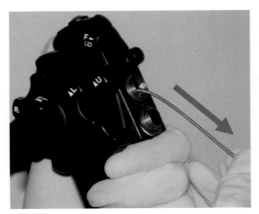

错误抽出附件手法

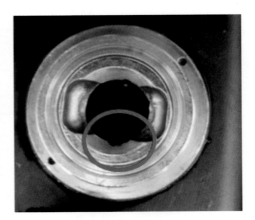

吸引座磨损缺口

故障预防方法：手指应拖住下方再水平抽出附件。

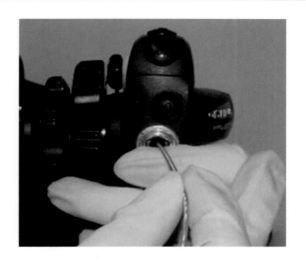

6.5.4 导光插头部常见问题

导光插头部电气接点氧化、腐蚀、内部进液

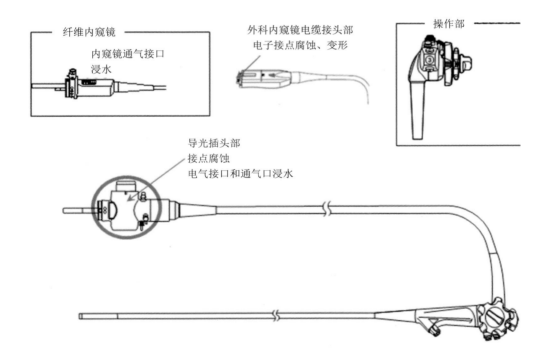

纤维内窥镜

内窥镜通气接口
浸水

外科内窥镜电缆接头部
电子接点腐蚀、变形

操作部

导光插头部
接点腐蚀
电气接口和通气口浸水

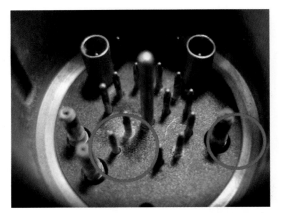

电气接点氧化

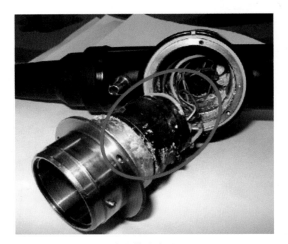

电气接头腐蚀

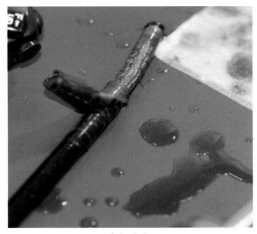

内部进液

若电气接点部生锈，可能出现与电子系统中心的电气接触性能变差，内窥镜画面出现闪烁等异常现象。内窥镜画面出现异常时，务必停止使用，以免造成 CCD 部件的烧毁。内窥镜内部浸水时，即使功能没有问题也请停止使用而进行修理。若继续使用内部浸水的内窥镜，容易造成内部零件出现故障，内窥镜画面出现异常及开关失灵等。

原因：ETO 帽与通气接口连接时浸入水中；未盖防水盖将内窥镜浸入水中，导致内窥镜内部进水。

故障预防方法：在需要全浸泡时必须取下 ETO 帽，防止水从通气接口进入内窥镜；在需要全浸泡时必须先盖上防水帽，防止浸水。

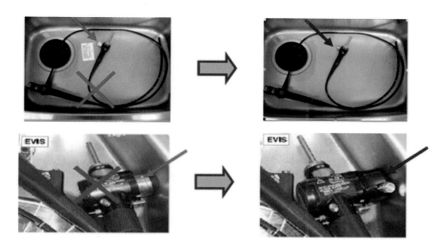

6.5.5 漏水检测对于预防故障的重要性

漏水检测对于预防故障非常重要。测漏不及时，漏水内窥镜继续使用，会导致故障范围扩大，造成 CCD 烧毁、导像束龟裂、导光束硬化变脆断裂、金属部件生锈等，增加修理费用。

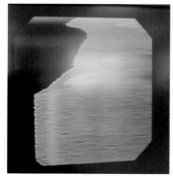

CCD 短路

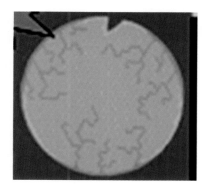

导像束龟裂

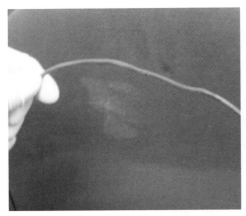

导光束硬化

　　发生上图所示的故障状态时，若因功能方面没有问题而继续使用，会引起内部零件发生挤压故障，钳子管道破孔及内窥镜画面出现异常。此外，小的针孔很难从外观上发现，若进行清洗，水浸入内部易造成内部零件发生故障，因此请及时进行漏水测试。

　　测漏是早期发现内窥镜进水故障极为重要的工作。清洗、消毒前务必按照正确的方法进行测漏。建议内窥镜术后清洗之前一例一测漏。

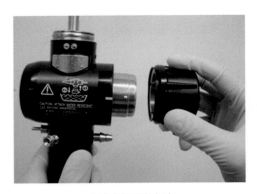

正确掌握测漏方法

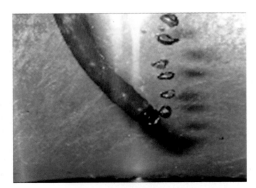

术后即时测漏

　　特别提醒：进水内窥镜请勿连接主机继续使用，应及时送修，避免故障扩大！！！

6.6 内窥镜镜子及导光束的清洗、消毒、灭菌

6.6.1 硬性镜的清洗、消毒、灭菌

6.6.1.1 清洁：用后立即拆洗。水洗后，请注意擦去外表面污物，防止污物变干。用含酶液冲洗管腔或蘸酶刷洗管腔。再用酶清洗剂浸泡 3 ～ 5 分钟，目的是防止分泌物变干，去除有机物，降低微生物数量。在消毒、灭菌前干燥镜子，方法是先使用不含绒布抹干外表，再用气枪吹干各通道。

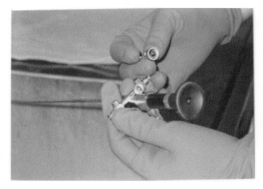

用后立即拆洗

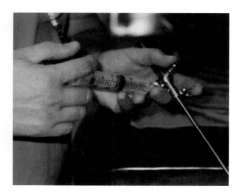

含酶液冲洗管腔

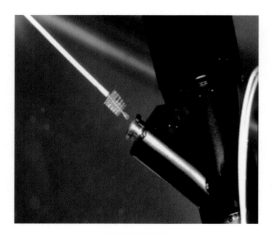

蘸酶刷洗管腔

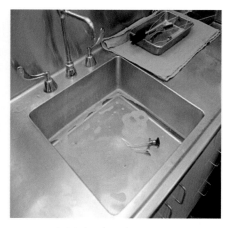

再用酶清洗剂浸泡 3 ～ 5 分钟

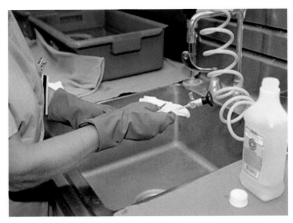

消毒、灭菌前干燥硬性镜

6.6.1.2 消毒、灭菌：硬性内窥镜消毒、灭菌的常用方法如下表：

消毒方法	特点
戊二醛浸泡 10 小时（灭菌）	便宜，影响因素多（浓度、时间）
环氧乙烷（EO）	费用较便宜，时间长
低温等离子过氧化氢气浆灭菌器	费用较贵，时间短，环保
过氧乙酸灭菌仪	费用贵，时间短
低温福尔马林灭菌仪	费用较便宜，时间长，目前国内无相应包装产品
快速蒸汽压力灭菌仪（谨慎使用）	便宜，最快速，导光束及不耐热镜禁止使用

请特别注意厂家说明书选择推荐的正确消毒灭菌方式！！！

压力蒸汽法是目前医院最常用、最普遍的消毒方式。①预真空（pre-vacuum）：134℃，2bar，5 分钟。②脉动预真空（fractioned pre-vacuum）：134℃，2bar，5 分钟。③重力法（下排气）（gravitation）：121℃，1bar，30 ～ 45 分钟（推荐 ＜ 20 分钟）。

使用压力蒸汽法需要注意：①操作人员必须持证上岗。②选择适合的包装材料。包装材料应允许物品内部空气的排出和蒸汽的透入，常选择棉布、一次性医用无纺布、一次性医用纸塑包装或带孔金属容器。新棉布应洗涤去浆后使用，使用专用带孔金属容器载物灭菌时，在每次灭菌前须更换专用过滤纸。原则上，不带孔的非医用密闭容器不允许使用。③包装正确。体积不宜过大，使用下排气式压力蒸汽灭菌器，物品包的体积不得超过 30cm×30cm×25cm；用于预真空和脉动真空压力蒸汽灭菌器的物品包，体积不得超过 30cm×30cm×50cm；布包装布不能少于两层；物品捆扎不宜过紧。④特殊器具的包装。金属、搪瓷等器皿类物品，尽量单个包装；若要多个包装在一起时，摆放的器皿间用毛巾或纱布隔开，以利蒸汽渗入和不积水。⑤小型快速压力蒸汽灭菌器，对于临时和急用的小件手术物品的灭菌非常方便。但缺乏许多相应的监测，不建议作为常规灭菌使用，不可做置入物及其器材的灭菌使用。若使用 2% 戊二醛液体浸泡 10 小时，请注意液体需要浸过面，排除管腔内空气。再用无菌水漂洗内窥镜，请注意容器和水保证无菌，操作过程中避免污染。

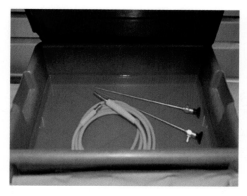
2% 戊二醛液体浸泡

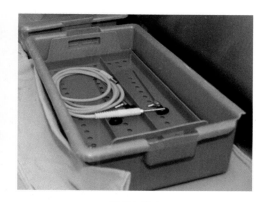
无菌水漂洗

6.6.2 软性镜的清洗、消毒、灭菌

6.6.2.1 软性镜的清洗方法、原则、注意事项:类似硬性镜，在此不在赘述。

6.6.2.2 软式内窥镜及其附件、诊疗用品分类消毒、灭菌管理原则

（1）进入人体无菌组织、器官，或接触破损皮肤、破损黏膜的软式内窥镜及附件应进行灭菌。

——所有内窥镜诊治的附件，胸腔镜、胆道镜、宫腔镜、膀胱镜、输尿管镜及相关附件；如双镜联合等胃肠手术，所需内窥镜也需要灭菌。

（2）与完整黏膜接触，而不进入人体无菌组织、器官，也不接触破损皮肤、破损黏膜的软式内窥镜及附属物品、器具，应进行高水平消毒。

——消化一般诊治内窥镜，呼吸（除胸腔镜）、五官或耳鼻喉科内窥镜。

（3）与完整皮肤接触而不与黏膜接触的用品宜用低水平消毒或清洁。

——诊疗床、主机、光源及周边仪器。

6.6.2.3 高水平化学主流消毒剂

主要有戊二醛（GA）、邻苯二甲醛（OPA）、二氧化氯、过氧乙酸（PAA）和酸性氧化电位水（EOW）。

6.6.2.4 消毒剂选择的理想原则

（1）高水平消毒、广谱杀菌；

（2）作用快速；

（3）无毒物残留、环保；

（4）不损坏内窥镜；

（5）价廉。

常用化学消毒剂的比较：

• 戊二醛（GA）：消毒时间 10 ～ 20 分钟，特殊的 45 分钟。是一种新型、高效的中性强化消毒液，可杀灭病原微生物。对皮肤、眼睛和呼吸具有致敏性与刺激性；漂洗不充分而残留戊二醛会对患者产生不良影响；具有固定性，易在内窥镜及清洗消毒设备上形成硬结物质。推荐软式内窥镜的消毒。

• 邻苯二甲醛（OPA）：消毒时间为 5 ～ 10 分钟。本品是医药中间体，是最新的外用高效安全抗菌消毒剂，作为医院的内窥镜手术用器械的消毒，易使衣服、皮肤、仪器染色；接触可刺激呼吸道和眼睛；相对于 GA 成本较高。建议有选择性地使用。

• 二氧化氯：消毒时间 3 ～ 5 分钟。国际上公认的含氯消毒剂中唯一的高效消毒灭菌剂，可杀灭一切微生物。活化率低时产生较大刺激性气味，宜在消毒机中使用；金属腐蚀性高。不建议软式内窥镜的消毒。

• 过氧乙酸（PAA）：消毒时间为 5 ～ 10 分钟。本品是一种酸性氧化剂，对皮肤、眼睛和呼吸道有刺激性；对金属腐蚀性强；对纺织品有损坏和漂白作用；不能用于精密仪器和锋利器械的灭菌。不建议软式内窥镜的消毒。

• 酸性氧化电位水（EOW）：消毒时间为 3 ～ 5 分钟，以有效氯为主，低 pH 和高氧化还原电位等多种因素综合作用的结果。在存在有机物质的情况下，消毒效果会急剧下降，消毒、清洗前要彻底；对内窥镜有一定腐蚀；应采取流动浸泡方式消毒。不建议软式内窥镜的消毒。

6.6.2.5 灭菌方式的选择

（1）不建议使用化学消毒剂（易致软式内窥镜密封性下降而发生故障），建议使用环氧乙烷（ETO）或低温等离子灭菌。

（2）由于 ETO 或低温等离子灭菌需要抽真空，消化、呼吸（含胸腔镜）电子内窥镜在进行 ETO 或低温等离子灭菌时不要盖上防水盖，其他纤维 / 电子镜一定要戴上 ETO 帽来避免出现橡皮爆破损坏（此建议来自奥林巴斯厂家，其他品牌请向相关人员咨询）。

两种灭菌方式的比较：

①环氧乙烷气体灭菌：灭菌时间为 15 小时左右。有杀菌作用，对金属不腐蚀，无残留气味的气体杀菌剂；是一种中枢神经抑制剂、刺激剂和原浆毒物，对环境有危害。

②过氧化氢低温等离子灭菌：灭菌时间为 28 ～ 55 分钟。通过过氧化氢低温等离子进行灭菌，存在过氧化氢的毒性及在等离过程中产生的紫外线的危险；穿透性差，有器械严格的管腔长度、管腔大小的限制；另外，成本昂贵。

任何一种消毒与灭菌方式都有利有弊，没有最好！只选择合适的方式！

6.6.3 导光束的清洗、消毒、灭菌

在此特别提醒导光束不能使用超声清洗，转运摆放时注意不要弯折，同时避免跟尖锐物品放在一起。其他可参考硬性内窥镜清洗、消毒、灭菌部分内容。